中国医学临床百家·病例精解

山西医科大学第二医院

精神卫生科 病例精解

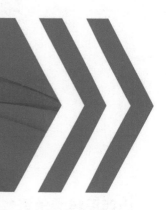

总 主 编　李　保　赵长青

主　　编　田　峰

副 主 编　王继红　任夏瑾

编　　委（按姓氏音序排列）

　　　　　高　红　韩晓蕾　郝明霞　雷　蕾　毛丽娟

　　　　　王　欣　王珊珊　武　丽　余文婷

科学技术文献出版社

SCIENTIFIC AND TECHNICAL DOCUMENTATION PRESS

·北京·

图书在版编目（CIP）数据

山西医科大学第二医院精神卫生科病例精解 / 田峰主编. —北京：科学技术文献出版社，2020.3

ISBN 978-7-5189-6233-4

Ⅰ.①山… Ⅱ.①田… Ⅲ.①精神病—病案—分析 Ⅳ.① R749

中国版本图书馆 CIP 数据核字（2019）第 258199 号

山西医科大学第二医院精神卫生科病例精解

策划编辑：胡 丹　责任编辑：胡 丹　邓晓旭　责任校对：张永霞　责任出版：张志平

出 版 者	科学技术文献出版社
地 址	北京市复兴路15号　邮编 100038
编 务 部	(010) 58882938，58882087（传真）
发 行 部	(010) 58882868，58882870（传真）
邮 购 部	(010) 58882873
官 方 网 址	www.stdp.com.cn
发 行 者	科学技术文献出版社发行　全国各地新华书店经销
印 刷 者	北京虎彩文化传播有限公司
版 次	2020 年 3 月第 1 版　2020 年 3 月第 1 次印刷
开 本	787×1092　1/16
字 数	92千
印 张	9.5
书 号	ISBN 978-7-5189-6233-4
定 价	78.00元

序

医疗技术的突飞猛进和交叉融合给健康带来了福音，大数据和人工智能的开发利用把医疗技术推向一个以往难以企及，但如今却可能成为现实的时代。随着这些新理念、新技术的落地，医疗健康日益受到人们的重视。毋庸置疑，所有这些技术都是借助医务人员的智慧与汗水，通过一个个具体的案例完成的。如果能把这些案例加以归类、总结、提炼和升华，那么这些案例将不再仅仅是存在于医院病案室的档案，而是可以借助出版平台进一步传播，让更多的临床医师快速掌握疾病的诊疗思路，提高诊疗水平的阶梯。如此，原本局限于某家医院某个科室的一个案例，完全有可能通过多层次大范围的链接，延伸为可供临床借鉴和参考的范例，最大限度地发挥其示范效应，最终使患者获得最大的受益，即临床治疗的效果。这一实践也正好符合分级诊疗和医疗资源下沉的顶层设计。

随着诊疗技术的发展和对疾病诊疗精准化的要求越来越高，专业的划分也越来越细，因此一本书中难以包罗万象。我们以丛书的形式，将临床多个学科的案例进行分门别类的梳理，以便最大限度地展示相关学科精彩纷呈的工作。阅读这套丛书，读者会从另一个侧面感受到医务人员鲜为人知的故事，如为了开展一项新技术，如何呕心沥血，千里迢迢甚至远涉重洋，学习交流取经；为了治疗一种复杂疾病，如何组织多学科协作公关等。有时风平浪静，有时惊涛骇浪，无论遇到什么情况，作为实施医疗工作的一线人员，总是犹如千里走单骑，又犹如弹奏钢琴曲，可谓剑胆琴心。

这套丛书的一个亮点是按照病历摘要、病例分析和病例点评的编排体系，把每个病例按照临床实践中三级医师负责制的实际工作场景真实地予以再现，从中可以看到专业理论、医疗技术、临床思维有机结合的精彩画面。这样编排的好处是有利于临床医师和有一定文化背景的非专业人士，对某一疾病透过现象看本质，从疾病的主诉入手，利用现有的和可以进一步检查得到的资料，由浅入深，由此及彼，最终获得规律性的素材，据此抽丝剥茧，通过逻辑推断，获得正确的认识和结论，即临床诊断；接下来进行相关的个性化治疗，为广大患者造福。可以毫不夸张地讲，疾病诊断和治疗的过程有时候丝毫不亚于福尔摩斯对复杂案例的侦探和破解。

值此山西医科大学第二医院百年华诞之际，我们策划出版《山西医科大学第二医院病例精解》系列丛书，通过病例这个媒介，记录下我们医院百年来各科室的优秀学术思想和成果。如果把一个个的案例比作鲜花丛中的一朵朵蓓蕾的话，那么该系列丛书必将喷出醉人的芳香，将为实现人人健康、全民健康、全程健康的顶层设计做出贡献。

李保 黄渊

二〇一九年一月十九日

前 言

随着社会经济水平的高速发展和经济结构的转变，精神心理健康问题越来越受瞩目。世界卫生组织发布的《国际疾病和健康相关问题分类（第 10 版）》（ICD-10）将近 400 种精神障碍疾病分为 10 大类、72 小类，如精神分裂症、妄想性障碍、分离转化障碍、抑郁障碍、焦虑障碍、睡眠障碍、童年和青少年的行为和情绪障碍、躯体形式障碍等。2017 年国家卫生计生委调查显示我国精神心理疾病患病率达 17.5%，其中抑郁障碍患病率 3.59%、焦虑障碍患病率 4.98%、重性精神障碍发病率 1.00%。心境障碍和焦虑障碍患病率受社会结构、公众心理压力、心理健康意识等的影响，总体上呈上升趋势；老年期痴呆患病率因社会人口老龄化的加剧而呈上升趋势。

目前，我国精神科执业（助理）医师有 27 733 人，心理治疗师 5000 余人，总计只有 3 万余人。精神心理专业从业人员远不能满足公众爆发式增长的精神心理健康需求，其水平能力更是参差不齐，已成为我国开展精神心理健康工作的一大难题。

本书通过对一些常见精神疾病及疑难精神疾病的整理描述，旨在帮助从事或准备从事精神心理健康行业的临床医师、心理治疗师、心理咨询师及心理卫生相关专业等工作人员，更好地了解临床上常见的精神疾病的核心症状、治疗现状及预后等情况。

本书编写的病例涵盖常见的精神障碍疾病类型，如精神分裂症、神经性厌食、双相情感障碍、抑郁障碍、分离转化障碍、焦虑障碍等，共24例。每个病例都是对患者疾病发生、发展、诊断、治疗过程的详细记录；是经过详细问诊、查体、辅助检查和观察病情所获得的资料，并经过临床医师的归纳、分析、整理、书写而成的疾病档案资料。一份内容完整的病例，不仅能够系统地反映出病例的全貌，也是生动形象的临床教学教材。

总之，编写《山西医科大学第二医院精神卫生科病例精解》意义重大，在组织编写的过程当中，由于各方面条件的限制，仍有许多需要完善之处，欢迎同行批评指正，同时在此衷心感谢各位编者的辛勤工作，本书若有不尽如人意之处，希望各位同行提出宝贵意见。

2019 年 12 月

目　录

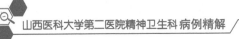

001
阿尔茨海默病
——找不到回家路的老人

病历摘要

患者，女，63岁。主因"记忆力减退6年，加重伴情绪低落、烦躁1年"入院。

[现病史] 患者6年前逐渐出现忘事、家中物品放错、将物品遗落在外、忘记与他人的约定、反复询问相同的问题、重复洗脸刷牙等状况。症状逐渐加重，并出现忘记自己的生日、家庭住址的现象，常在家附近走丢。继而说话含糊、用词不当、啰唆、不得要领。患者2年前逐渐出现怀疑家属及保姆在家中有偷窃行为（实际不存在），并认为自己老伴有外遇等症状。家属反映患者性格出现明显变化，如不修边幅、不讲卫生、粗言秽语、对家属漠不关心、不负责任等。且患者行为怪异，在家中藏匿外面捡回来的垃圾且不允许家属丢弃。患者近1年逐渐出现情绪差、对以往

感兴趣的事情提不起劲儿（以前喜欢看电视，现在也不看）及言语活动明显减少等症状，脾气大、易激惹，常因小事与家属发生争执。患者近 6 个月出现白天卧床睡觉，夜间活动并要求外出工作等行为。

患者就诊于当地医院神经内科，行头颅磁共振成像（magnetic resonance imaging，MRI）检查，结果未见明显异常。考虑为"痴呆"，给予多奈哌齐（donepezil）5 mg 口服，坚持服药 3 个月后未见明显改善，家属自行停药。

[既往史]　2017 年初测血压 140 ～ 150/80 ～ 90 mmHg，未予明确诊断，未予特殊处理；余无特殊。无有害及放射性物接触史。否认感染、发热史。

[个人史]　患者生于原籍，现居于某市，未到过疫区。胞五行四，母孕期体健，足月顺产，否认产伤及窒息史。自幼随父母及兄弟姐妹一起生活，父母教养方式简单，幼年生长发育情况与正常同龄人相同。16 岁考入工农兵大学，毕业后分配于师范学校当老师。23 岁经人介绍后结婚，夫妻感情和睦。病前性格内向、要强，做事严谨认真，为人正直。无烟、酒、药物等嗜好，否认特殊兴趣爱好，否认其他精神活性物质滥用史，无冶游史。

[月经及生育史]　初潮年龄 15 岁，4 ～ 5 天 /30 天，经量多，无痛经史，白带正常，闭经年龄 51 岁。妊娠 3 次，分娩 2 次，正常足月顺产 2 胎，流产 1 次，现存子女 2 人，有绝育。

[家族史]　父亲 40 年前因车祸去世。母亲 20 年前因呼吸系统疾病去世。兄弟姐妹及子女均体健，无与患者类似疾病，无家族遗传倾向的疾病。

[相关检查及评估]

体格检查：未见异常。

精神状况检查：患者由家属陪同步入病房，衣着适时整齐，年貌相符，表情淡漠。神清，接触可，注意力集中，对答不切题。时间、地点、人物定向力缺失（无法回答目前地点、与陪护人员的关系及目前所处时段等问题）。未引出感觉障碍、知觉障碍及感知综合障碍。可引出思维联想及内容障碍：存在病理性赘述，表现为讲话啰唆，抓不住要点；存在被窃妄想，认为家属及保姆在家中有偷窃行为；存在嫉妒妄想，认为老伴对自己不忠，有外遇。可引出明显的情绪低落：情绪差，对事不感兴趣，活动较前明显减少。情感波动不明显。未引出情感倒错、情感幼稚。意志行为无明显减退。记忆力、计算力、理解力明显减退。常识不具备。自知力缺乏。

辅助检查：①功能 MRI 示海马透明区扩大，大脑萎缩，脑室扩大，脑沟增宽。②脑电图（electroencephalogram，EEG）示额顶叶存在广泛中波幅不规则 θ 活动。

量表评估：①汉密尔顿抑郁量表（Hamilton Depression Scale，HAMD）-17 得 21 分，中度抑郁症。②汉密尔顿焦虑量表（Hamilton Anxiety Scale，HAMA）得 20 分，可能有中度焦虑。③简易精神状态量表（Mini-Mental State Examination，MMSE）得 20 分，考虑存在认知功能缺损。④临床痴呆量表得 3 分，为重度。

[入院诊断]　阿尔茨海默病（Alzheimer's disease，AD）。

[治疗方案]　改善认知功能，延缓痴呆进展，改善情绪及精神病性症状。①药物治疗：多奈哌齐 5 mg/ 次，2 次 / 日；盐酸美金刚 10 mg/ 次，2 次 / 日；西酞普兰 20 mg，1 次 / 日；奥氮平 5 mg，1 次 / 晚。②物理治疗：重复经颅磁刺激治疗，1 次 / 日。

病例分析

AD 又称为老年性痴呆，是一种中枢神经系统变性病，起病隐袭，病程呈慢性进行性，是老年期痴呆最常见的一种类型。主要表现为渐进性记忆障碍、认知功能障碍、人格改变及语言障碍等，严重影响患者社交、职业与社会功能。

AD 最早由德国医师 Alois Alzheimer 在 1907 年用于描述 1 例 56 岁女性患者，其表现为快速进展性记忆丧失、被害妄想，住院后出现定向障碍、言语困难（说、写和命名）、无法学习。尽管存在严重的认知缺损，但患者的神经系统体征基本正常，尸体解剖发现其有脑萎缩、神经纤维缠结改变及神经元老年斑的病理改变。之后人们将这类疾病命名为 AD。

AD 的病因及发病机制尚未明确，通常认为与基因突变、胆碱能缺陷、tau 蛋白过度磷酸化、线粒体缺陷、神经细胞凋亡、氧化应激、自由基损伤及感染、中毒、脑外伤和低血糖等有关。特征性病理改变为 β 淀粉样蛋白沉积形成的细胞外老年斑和 tau 蛋白过度磷酸化形成的神经细胞内神经元纤维缠结，以及神经元丢失伴胶质细胞增生等。

AD 的危险因素包括年龄、性别（女性高于男性）、受教育程度、脑外伤等，也与遗传、甲状腺功能减退、接触重金属、有毒化学物质和有机溶剂等有关，其他如脑血管病、糖尿病及老年期的抑郁症也是 AD 的危险因素。

AD 临床诊断主要是根据患者及家属提供的病史、神经专科查体及心理评估而得出，血液学、计算机体层摄影（computerized tomography，CT）和 MRI 等检查用于排除痴呆的其他病因，最终确诊依赖于病理检查。

笔记

治疗主要包括药物和心理治疗 2 个方面。药物治疗主要使用促认知药物，如乙酰胆碱酯酶抑制剂（acetylcholinesterase inhibitor，AChEI）、N-甲基-D-天冬氨酸（N–methyl–D–aspartic acid，NMDA）A 受体拮抗剂等；对于精神行为症状的治疗，一般多使用抗精神病药物。①使用促认知药物 AChEI 治疗是目前的主要手段，常用多奈哌齐、利斯的明（rivastigmine）和加兰他敏（galantamine）等。多奈哌齐起始剂量为 5 mg/ 次，1 次 / 日，1 个月后加至 10 mg/ 次，1 次 / 日。国内也常用石杉碱-甲（huperzine-A）0.05 ～ 0.1 mg/ 次，3 次 / 日。②约 80% 以上的 AD 患者存在不同程度的精神行为症状，严重时需进行干预。对于难以控制的精神病性症状和激越，常需药物治疗，多选择非典型抗精神病药，如利培酮（起始 0.5 mg/ 次，1 次 / 日，可用至 1 ～ 3 mg/ 日）、奥氮平（起始 2.5 mg/ 次，1 次 / 日，可用至 5 ～ 10 mg/ 日）和喹硫平（起始 12.5 mg/ 次，2 次 / 日，可用至 100 ～ 300 mg/ 日）等。这类药物相对传统抗精神病药物更加安全，锥体外系反应相对少，但仍须注意药物不良反应，如镇静、心脑血管风险等。一般使用最低的有效剂量，待患者的精神症状缓解后应及时减量或停药。目前所有的抗精神病药均未获得用于治疗 AD 患者神行为症状的适应证。有报道，非典型抗精神病药的使用有可能增加痴呆患者的病死率，因此临床医师使用这类药物前应告知患者及家属其中利弊，在患者及家属充分的知情同意下方可使用。AD 患者通常伴有焦虑、抑郁等症状，可使用抗郁药物。

心理社会治疗也很重要，鼓励患者参加各种社会活动和日常生活活动，尽量维持生活自理能力，延缓衰退进度。一些有认知功能、视空间功能障碍、行动困难的患者注意防止意外发生，外出活动无人陪同时需要随身携带身份证明或联系方式，以防走失。

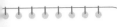

病例点评

1. 此例患者诊断为"很可能的 AD"更合适。AD 是一种以起病隐匿和进行性认知功能损害为临床特征的神经变性病。依照《精神障碍诊断与统计手册（第 5 版）》[*Diagnostic and Statistical Manual of Mental Disorders（5th）*，DSM-5] 诊断标准，缺乏家族史或基因检测的证据，则须有：①学习和记忆能力下降；②稳步的进展，没有很长的平台期；③没有证据表明存在混合性病因。根据该患者 HAMD-17 评分，③不完全吻合。

2. AD 是最常见的痴呆类型，由于海马—内侧颞叶萎缩而损害信息的储存，情景记忆损害是诊断的核心症状，有助于与抑郁假性痴呆鉴别。

3. 有条件可行脑脊液蛋白检测，如总 tau 蛋白、磷酸化 tau 蛋白和 β - 淀粉样蛋白 42 检测。

（任夏瑾　韩晓蕾　王继红）

002
路易体痴呆所致精神障碍
——可凭空视物的"糊涂"老人

病历摘要

患者，男，61岁。主因"间断感觉被跟踪、被害，睡眠差1年余"入院。

[现病史]　1年前患者曾出现一次在家附近走丢，后总感觉有出狱后的犯人跟踪自己，持续2～3天后上述被跟踪感消失。今年3月患者因双下肢疼痛、水肿就诊于当地某医院风湿科，诊断为未分化脊柱炎，住院治疗期间患者偶尔感觉有人要害自己而出现大喊大叫；睡眠明显变差（2～3小时/日），未给予特殊处理。出院后间断出现不认识家属，行为怪异（在家裸体、静默），不笑不语，问话不答（偶答非所问），分不清昼夜，不知自己所处哪里。近日患者行走不便、拖曳步态，需要拄拐杖；间断出现凭空视物、感觉异常（看到虫子在身上和床上并感到全身发痒，

半夜不睡觉在床上及衣服上找虫子）；间断感有 3～4 人通过手段要害自己（具体无法表述），有人能通过各种手段控制自己、影响自己；感觉妻子对自己不好；偶闷闷不乐、烦躁不安，脾气大、易激惹，情绪激动时偶有用拐杖砸门、打骂家属，冲动与人发生争执。为求进一步诊治来我院住院治疗。患者自发病以来精神、食欲、睡眠均差，小便正常，大便干燥（5～7 天 1 次），偶有冲动行为。

[既往史]　年轻时曾有过外伤史，未诊治。2015 年诊断为高血压 1 级，目前口服药物苯磺酸左旋氨氯地平片 5 mg/ 次，1 次 / 日，血压控制尚可。今年诊断患有未分化脊柱炎，具体治疗不详。否认传染病史，否认手术、输血、过敏及服药史，否认感染、发热史。无有害及放射物接触史。

[个人史]　患者生于原籍，未到过疫区。胞三行二，母孕期体健，足月顺产，否认产伤窒息史。患者父母为农民，自幼跟随父母及兄弟姐妹生活，幼年生长发育无异常，适龄上学、学习成绩中等，初中学历。23 岁结婚，生育 2 子 3 女。现居于某省某县，与妻子同住，病前夫妻感情和睦，家庭经济收入一般，目前无业。病前性格内向，平素做事小心谨慎。否认特殊兴趣爱好，否认烟酒等不良嗜好，否认其他精神活性物质滥用史，无冶游史。无宗教信仰。

[家族史]　父母已故。兄弟姐妹 3 人及子女均体健，无与患者类似疾病，无家族遗传倾向的疾病。

[相关检查及评估]

　　体格检查： 体温 36.2 ℃，脉搏 66 次 / 分，呼吸 20 次 / 分，血压 144/78 mmHg，身高 150 cm，体重 62 kg，心、肺、腹未见异常。

神经系统检查： 颅神经症（-），运动迟缓，双上肢、双下肢对称性轴性肌张力增高，双侧巴氏征阴性。轻度静止性震颤，双侧感觉对称，生理反射存在，病理反射未引出。

精神状况检查： 患者由家属搀扶步入病房，拖曳步态。衣着尚整洁，年貌相符，意识清晰，时间、地点、人物及自我定向力不完整，视空间差，不能执行命令做动作，接触被动，表情尚自然、偶有不协调微笑，谈话时注意力不集中。交流尚可，白天对答偶切题、夜间对答不切题，常问而不语，语量少、语速慢、语调低。存在幻视、看到虫子在身上觉全身发痒，被害妄想、物理影响妄想，情感波动，偶有低落、烦躁、易激惹、情感幼稚。记忆力、计算力、理解力下降。入睡困难，睡眠轻浅，食欲一般，小便正常，大便干燥。自知力欠完整。影响正常生活、工作。

实验室检查： 血细胞分析，尿液分析，甲状腺 7 项，性激素，肝功（酶），肾功，离子，血脂，血清葡萄糖测定，血清酸性磷酸酶测定，心肌酶，梅毒艾滋抗体，肝炎 5 项、叶酸、维生素 B_{12} 等未见明显异常。

辅助检查： ①十二导联心电图（electrocardiogram，ECG）示正常。② EEG 示中度异常（慢波活动增多）。③头颅 MRI（平扫＋增强）示双侧额顶叶数个腔隙状缺血灶，动脉硬化脑白质改变。④事件相关电位（event related potential，ERP）及听觉刺激 P300 相关电位示认知功能严重损伤。

量表评估： ① MMSE 得 12 分。②蒙特利尔认知评估量表（Montreal Cognitive Assessment Scale，MoCA）得 6 分。

［初步诊断］　①路易体痴呆（dementia with Lewy bodies，DLB）所致精神障碍；②高血压 1 级，中危组。

［治疗方案］　改善认知药物治疗提高认知功能；小剂量抗精神

病性药物治疗解除精神行为症状，药物逐渐加量；适时认知行为治疗、家庭治疗，配合物理治疗以改善社会生活能力；降压治疗。①药物治疗：奥氮平片 5 mg/ 日，多奈哌齐片 10 mg/ 晚，美金刚片 20 mg/ 日，苁蓉总苷胶囊 6 粒 / 日，苯磺酸左旋氨氯地平 5 mg/ 日。②心理治疗：适时认知行为治疗、家庭治疗。③物理治疗：重复经颅磁刺激治疗，1 次 / 日。

病例分析

    DLB 最初由日本学者 Okazak 等在 1984 年提出，是一组在临床和病理表现上重叠于帕金森病（Parkinson's disease，PD）与 AD 之间，以波动性认知功能障碍、视幻觉和帕金森综合征为临床特点，以路易体为病理特征的神经变性疾病。

    发病机制迄今尚不清楚，有研究发现神经系统 α- 突触核蛋白（α-synuclein）为 Lewy 体结构的主要成分，部分 DLB 及家族性 PD 患者存在 α- 突触核蛋白的基因突变，从而使 α- 突触核蛋白由可溶性变为不溶性，发生了异常聚集，继而推测 α- 突触核蛋白基因突变可能与 DLB 及 PD 的发病有关。DLB 很少有家族遗传倾向，但日本也曾报道过家族性 DLB 患者。尽管有报道表明部分 DLB 患者与 AD 患者均有载脂蛋白 E（ApoE）ε4 等位基因的增加，但确切的遗传机制仍有待研究。实验证实 DLB 患者胆碱能及单胺类神经递质系统有损伤，大脑皮质、前脑 Meynert 核和尾状核等部位乙酰胆碱转移酶水平显著下降，基底核部位的多巴胺及代谢产物高香草酸（homovanillic acid，HVA）浓度减少，多巴胺受体异常，壳核 5-HT 及去甲肾上腺素浓度显著减低，上述神经递质系统损害与 DLB 患者认知功能下降及锥体外系运动障碍等有关。

目前 DLB 的病理组织学分型有 2 种方法。第 1 种方法，根据 Lewy 体的分布可分为脑干型、过渡型及弥散型。①脑干型：Lewy 体主要局限于脑干，相当于 PD；②弥散型：Lewy 体广泛累及大脑皮质，光镜下观察前额叶、扣带回、颞叶及岛叶等部位，在 100 倍视野内发现 5 个以上 Lewy 体方可诊断此型；③过渡型：在 100 倍视野内 Lewy 体不足 5 个。第 2 种方法，根据合并 AD 病理改变来划分，为普通型及纯粹型。①普通型：病变除大量 Lewy 体外，尚合并老年斑、神经元纤维缠结等，皮质萎缩及神经元脱失不严重，考虑为普通型；②纯粹型：仅有 Lewy 体不伴 AD 样改变，研究表明约有 75% 的普通型 DLB 患者是以记忆障碍、精神症状起病，随之痴呆进行性加重，其余 25% 的患者以帕金森综合征或 Shy-Drager 综合征起病，该类型患者的起病年龄较轻，早期有明显的帕金森综合征表现，随后出现痴呆。

DLB 大多发病于老年期，很少数为中青年患者，病程进展缓慢。临床主要表现为 3 组症状：波动性认知功能障碍、锥体外系运动障碍及精神障碍等。①波动性认知功能障碍：DLB 患者的认知功能全面减退，与 AD 有类似之处，常以记忆力减退、定向力缺失起病，但一般早期记忆障碍较轻，呈波动性，亦可以出现失语、失认及失用。部分患者可出现皮质下痴呆的一些特点，如注意力不集中、警觉性降低及言语欠流利等。认知功能障碍一般为波动性变化，在数周内甚至 1 天内变化较大，异常状态与正常状态交替出现，症状表现时轻时重或无规律。②锥体外系运动障碍：DLB 患者大多数会出现帕金森综合征表现，如肌强直、动作减少及运动迟缓等，震颤较为少见。锥体外系症状与认知障碍可以同时出现，亦可先后出现，锥体外系运动障碍一般出现于70%以上DLB患者发病早期，表现为手足和面部运动迟缓、肌张力增高、静止性震颤及步态异常等锥体外系症状。与PD相比，这种症状相对较轻。③精神障碍：DLB患者最常见的精神症状是视幻觉，表现为反复发作的、形象具体的，一般以人和动物为主，患者通常绘声绘色地描述所见，并坚信不疑，可伴有妄想、谵妄、躁动等精神异常，呈明显波动性。幻觉和妄想多在DLB的早期出现。

DLB患者的头部MRI/CT扫描无特异性指征，可以出现大脑半球萎缩和脑室扩大，但一般程度比较轻。与AD相比，颞叶内侧萎缩程度轻者高度提示DLB，海马和颞中回的萎缩均不如AD明显。DLB患者的正电子发射体层成像（positron emission tomography，PET）表现为颞—顶—枕联合皮质的葡萄糖低水平代谢，枕部葡萄糖代谢水平降低程度要远远大于AD患者。

目前DLB尚无确切的有效疗法，治疗原则和AD类似，以下药物可改善其症状。① AChEI，如多奈哌齐等，可改善皮质认知功能及行为障碍，亦可采用神经细胞活化剂及改善脑循环的药物等。②多巴胺类药物，如左旋多巴（levodopa）等，可改善帕金森综合征症状，帕金森综合征的对症治疗中容易使谵妄和幻觉加重，应从小剂量起始，谨慎加量。③伴发抑郁症状可选择性使用5-HT再摄取抑制剂，如西酞普兰（citalopram）、氟西汀（fluoxetine）等。④视幻觉可使用抗精神病药物，如利培酮（risperidone）、奥氮平（olanzapine）等。DLB患者对安定类药物敏感，须慎用。

病例点评

1. DLB 临床表现为幻视、波动性病程、对抗精神病药物过分敏感、自主运动功能障碍、定向障碍、执行功能障碍和视觉空间障碍。本例患者存在进行性认知功能下降，明显的记忆损害，注意力、执行功能、视空间能力下降，反复出现视幻觉，妄想；运动迟缓、拖曳步态、对称性轴性肌张力增高、轻度静止性震颤；EEG 慢波活动增多；MRI 未提示颞叶内侧萎缩；符合"很可能的 DLB"诊断。

2. 单光子发射计算机体层摄影（single photon emission computed tomography，SPECT）/PET 显示 DLB 患者枕叶代谢普遍减低，多巴胺转运体功能障碍，有助于与其他痴呆鉴别。神经心理评估中的韦氏记忆量表，临摹交叉五边形测验可与 AD 鉴别。

3. 必须有 PD 症状，出现认知功能障碍的 1 年内会同时出现运动障碍，该病例未从病史中挖掘此病史，从而与 PD 鉴别。

（雷　蕾　韩晓蕾　王继红）

003
酒精所致的精神和行为障碍
——有人想害我

📋 病历摘要

　　患者，男，50岁。主因"饮酒35年，言语行为异常2月余"入院。

[现病史] 　患者2016年8月突然出现自言自语，对家属说能听见隔壁邻居谈论家事，自己穿衣、吃饭都能被邻居看见、听见，有时认为是自己的耳朵出问题，有时认为自己听见的是真实的，家属未带其进行系统治疗。10月某日患者告诉家属能听见邻居要杀他，不敢入睡，命令谁敲门也别开；凌晨3点左右感到惶恐不安，跑到其他单元邻居家避难，告知有人要害他；家属早晨6点找到患者时，其仍恐惧不安，声称有人要杀害他。自发病以来患者睡眠差，食欲差，大小便正常，体重无明显变化，未出现冲动、自伤、自杀等行为。

[既往史]　2012年诊断为脑出血、高血压3级（很高危），于当地某院神经内科住院治疗，半个月后病情改善出院。院外规律口服施慧达2.5 mg/日，血压控制在120～130/70～80 mmHg。否认肝炎、结核等传染病史，否认手术、外伤史及输血史，否认食物、药物过敏史。无有害及放射物接触史。

[个人史]　患者生于原籍，未到过疫区。胞五行五，足月顺产，否认产伤窒息史。自幼跟随父母及兄姐一起生活，幼年生长发育情况与正常同龄人相同。父母皆为工人，父亲性格外向，经常饮酒，母亲性格内向。患者小学文化，30岁经人介绍后结婚，夫妻感情不和谐，经常吵架，育有1女，目前退休。吸烟35年，平均20支/日，饮酒（高粱白45°）35年，平均1斤/日。平素性格内向，不善言谈，朋友少，好发脾气。工作中没有上进心，对家属关心少。无药物嗜好，否认其他精神活性物质滥用史，无冶游史。

[家族史]　父母已故；大姐患冠心病、高血压；大哥因长期大量饮酒导致肾衰竭而去世；二哥患精神疾病，具体不详。

[相关检查及评估]

体格检查： 面颊及双手背皮肤有少量色素沉着，皮肤弹性差，双上肢有少量散在红斑，酒渣鼻。余未见异常。

精神状况： 患者意识清楚，由家属陪同自行进入病房。衣着适时欠整洁，年貌相符。表情愁苦，坐立不安，时而起身走动、四处张望、自言自语，接触被动，问话少答，语音较低，有时显得不耐烦。存在幻听、被监控感、被害妄想。情绪波动较大，紧张不安。意志力减退，做事积极主动性降低。记忆力减退，不能复述医务人员提到的5种物体的名称，能回忆起自己的工作学习经历。能计算，但速度较慢。自知力不完整，被动求治，不能正确认识自己的疾病。定向力完整。

辅助检查：①头颅 MRI 未见明显异常。②ECG 示窦性心律，ST 段改变，表现可疑。

量表评估：① HAMD-17 得 25 分，重度抑郁症。② HAMA 得 23 分，明显焦虑。③症状自评量表（Symptom Checklist-90，SCL-90）总分 219.0 分，总因子分 2.43 分。④阳性和阴性症状量表（Positive and Negative Syndrome Scale，PANSS）得 87 分。

[入院诊断] 使用酒精所致的精神和行为障碍；高血压 3 级（很高危）。

[治疗方案] 戒酒。苯二氮䓬类（benzodiazepines，BZDs）药物、抗精神病药物治疗，配合心理治疗、物理治疗及工娱治疗。防冲动、外走。加强营养，补充蛋白质、维生素、矿物质等。加强宣教，防止复饮。①药物治疗：奥氮平片 2.5 ~ 5.0 mg/ 次，晚饭后口服；地西泮 10 mg/ 次，3 次 / 日。②心理治疗：认知行为治疗、支持性心理治疗，每周 2 次。③物理治疗：重复经颅磁刺激治疗，1 次 / 日。

病例分析

酒精是一种精神活性物质，过量饮酒可引发精神症状，长期饮酒可引起各种精神障碍，包括酒精依赖、戒断综合征及其他精神病性症状。除精神障碍之外，也常会出现躯体症状和体征。近 10 年来，随着我国酒生产和酒消费的迅速增加，酒精所致精神障碍患者的人数和比例有上升趋势。有文献报道指出西方国家酒精所致精神障碍的发病年龄逐年下降，男性平均为 22 岁，女性为 25 岁。此外，少数患者还合并使用了其他的精神活性物质，如大麻、可卡因等，占酒精所致精神障碍患者 50% 以上。

　　诊断酒精所致精神障碍的主要依据，是具有确定饮酒史及有充分理由断定患者的精神症状是直接因饮酒或是戒断所引起得到。与其他精神障碍鉴别要点如下：①某些脑器质性疾病急性发作，如癫痫、脑血管意外等；②躯体疾病引起的谵妄状态；③其他精神活性物质所致精神障碍；④情感性精神障碍的躁狂发作。慢性酒中毒引起的幻觉与妄想症状，应注意与精神分裂和偏执性精神障碍相区别。柯萨可夫综合征、酒中毒性痴呆应与其他原因引起的认知功能减退、痴呆状态及人格改变等鉴别。

　　对于酒精所致精神障碍，尤其是慢性酒中毒的患者大多采用综合疗法。①戒酒：是治疗能否成功的关键一步。通常是让戒酒者在住院条件下接受治疗，从而断绝酒的来源。临床上应根据患者酒依赖和中毒的严重程度来灵活掌握戒酒的进度，轻者可尝试一次性戒断，而对酒依赖严重的患者则采用递减法逐渐戒酒，避免出现严重的戒断症状甚至危及生命。无论 1 次或分次戒酒，临床上要注意密切观察与监护。在戒酒开始后第 1 周，注意患者的体温、脉搏、血压、意识状态和定向能力，及时处理可能发生的戒断反应。戒酒药物选择可以是纳洛酮（naloxone）和纳屈酮（naltrexone），两者虽已在临床试用，但作为常规临床使用仍需进一步积累资料。②对症治疗：针对患者出现的焦虑、紧张、失眠等症状，可用选用抗焦虑药物，如安定等对症处理，注意应予能控制戒断症状的最低剂量。此类药物可引起依赖，故只能短期使用。对于兴奋躁动较为明显的患者，可小剂量给予氟哌啶醇肌内注射治疗。同时应用促大脑营养代谢疗法对减轻戒断症状也有较好的效果。③支持治疗：很多患者存在神经系统损害，有的躯体营养状态较差，可补充大量维生素，尤其是 B 族维生素。对合

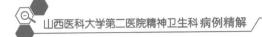
并有胃炎和肝功能异常的患者，可常规使用治疗胃炎的药物和保肝药物。④心理治疗：临床实践证明，行为疗法对帮助患者戒酒有一定的作用。

病例点评

1. 酒精所致精神障碍有 4 种临床表现：①急性酒中毒；②戒断反应；③记忆及智力障碍；④其他精神障碍。该病例没有详细记录出现精神症状时的饮酒模式，以及是否存在戒断情况。记忆功能有无变化、平素社会功能、日常生活能力及性格是否发生改变，这些有助于了解酒精造成的慢性影响。

2. 以精神病性症状为主要表现时，需与偏执性精神障碍、偏执型精神分裂症鉴别，鉴别比较困难。该患者有阳性精神病家族史，应该详细了解既往精神状况。

3. 肝功、血常规、叶酸、维生素 B_{12} 等结果检测可以帮助了解酒精对躯体的影响，长期大量饮酒者，饮食结构发生变化，摄入维生素、蛋白质、矿物质不足，酒精对肝脏、胃黏膜的影响，酒依赖者发生贫血、营养不良、肝功不良、慢性胃炎者不少见，相关的实验室检查异常有助于酒精所致精神障碍的诊断。

4. 患者有脑出血病史，应该重视神经系统检查，目前 MRI 未提示有意义的改变，但应注意认知功能的评估，结合汉密尔顿评分，需与脑血管病后情绪障碍鉴别。

（毛丽娟　韩晓蕾　王继红）

004
器质性精神障碍
——全身不适的老人

病历摘要

患者，女，79岁。主因"躯体不适9年，加重1月余"入院。

[现病史] 9个月前因左侧鼻唇沟变浅、口角歪斜，就诊于当地卫生所，诊断为脑梗死（cerebral infarction，CI），给予输液治疗（具体不详）后，症状缓解。此后渐渐出现头闷，自觉像戴了一顶帽子，有嗡嗡声。四肢乏力明显，伴难以描述的躯体不适。于2018年2月在当地医院行头颅CT示双侧额顶叶多发缺血灶，考虑陈旧性CI。社会功能轻度受损，日常生活可自行料理。后自觉乏力明显，心率增快，就诊于当地医院，诊断为CI、高血压3级（很高危）、心律不齐（房颤），给予口服盐酸索托洛尔0.25片/次、2次/日，硝苯地平缓释片1片/次、2次/日，胞磷胆碱钠片0.2 g/次、2次/日，普伐他汀20 mg/次、隔日1次、睡前，阿

笔记

司匹林肠溶片 100 mg/ 次、隔日 1 次、睡前，银杏叶片 2 片 / 次、2 次 / 日，上述症状有所缓解。此后间断口服黛力新，躯体不适可缓解。近 1 个月症状明显加重，躯体乏力明显，头部不适明显，伴右手颤抖，自行口服黛力新片 1 片 / 日，效果欠佳。患者自发病以来，精神可，睡眠佳，大小便正常，体重未发生明显变化。

[既往史]　CI，高血压病史 20 余年，血压波动于 130/80 mmHg 左右，最高 180/100 mmHg，平素口服硝苯地平缓释片 1 片 / 次、2 次 / 日。否认糖尿病病史，否认肝炎、结核等传染病史。1993 年在当地医院因子宫肌瘤行子宫全切术。否认输血、献血史，否认食物、药物过敏史。无有害及放射物接触史。

[个人史]　生于原籍，现居于原籍，未到过疫区。自幼生长发育情况不详，小学文化，早年辍学，在工厂工作，50 岁退休。丈夫因病去世。性格内向、敏感，不愿与人发生争执，受委屈多默默忍受。无烟、酒等嗜好，无冶游史。

[月经史及生育史]　初潮年龄 15 岁，5～6 天 /30 天，1993 年行子宫全切术后停止，无痛经史。22 岁结婚，生育 2 子 1 女。

[家族史]　父母、兄弟姐妹均故，无其他家族遗传倾向疾病。

[相关检查及评估]

体格检查： 脉搏 78 次 / 分，心率 84 次 / 分，心律不齐，肺部听诊未见明显异常。

神经系统检查： 颅神经症（-），双侧感觉对称，生理反射存在，病理反射未引出。

精神状况检查： 患者意识清晰，问答切题，衣着整洁，接触合作，表情忧虑。双耳听力下降，交流较困难。询问病情时情绪低落，为躯体不适烦恼。幻觉妄想未引出，定向力、自知力均正常。

辅助检查：①动态 ECG 示心律不齐（房颤）。② ERP 示注意力集中，计数不正确，目前辨别刺激的能力明显下降。大脑认知功能可能障碍。③伴随性负电位变化（contingent negative variation，CNV）示波形潜伏期正常范围，关联性负变正常。④ EEG 示脑电活动为轻 - 中度异常。⑤头颅 MRI 示双侧半卵圆中心、侧脑室旁、双侧基底节区、左侧丘脑多发缺血灶、梗死软化灶，老年性脑改变，脑动脉硬化，双侧大脑后动脉多发狭窄。

　　量表评估：① HAMA 得 4 分；② HAMD-17 得 24 分；③临床疗效总评量表（Clinical Global Impression，CGI）得 4 分。

　　[治疗方案]　以调节情绪、改善睡眠、针对原发病药物治疗为主，配合心理治疗及物理治疗。①药物治疗：舍曲林 25 mg，1 次 / 日，早饭后；黛力新 1 片，1 次 / 日，早饭后；右佐匹克隆片 3 mg，1 次 / 日，睡前；盐酸索托洛尔 0.25 片 / 次，2 次 / 日；硝苯地平缓释片 1 片 / 次，2 次 / 日；胞磷胆碱钠片 0.2 g/ 次，2 次 / 日；普伐他汀 20 mg/ 次，隔日 1 次，睡前；阿司匹林肠溶片 100 mg/ 次，隔日 1 次，睡前；银杏叶片 2 片 / 次，2 次 / 日。②物理治疗：经颅重复磁刺激治疗，1 次 / 日。③心理治疗：认知心理治疗及支持性治疗，1 次 / 周。

病例分析

　　器质性精神障碍（organic disorder）是基于可证实的大脑疾病、脑损伤或其他损害为病因而归于一组的精神障碍。其精神紊乱可以是原发性的，如直接且选择性地影响大脑的疾病、损伤和损害；也可以是继发性的，如某些全身性疾病和障碍。脑只是多个受损害的器官或系统之一，如脑炎、脑寄生虫病、脑损伤、脑血管病、脑肿瘤、脑变性等，以及脑外各种躯体疾病，如全身性感染、中毒、心肺肝肾功能不全、内分泌障碍、营养代谢障碍、结缔组织病等，引起脑功能失调而出现的精神障碍。

器质性精神障碍临床表现十分复杂，随着社会的发展和人们生活水平的提高，因传染病、中毒等引发者已经很少见，但随着人们寿命的延长，老年人发病率逐渐上升。该病诊断一般分 2 个主要步骤，首先判断精神障碍是否为器质性，然后进一步查明其病因。凡精神障碍首次发病在 45 岁以后，有明显意识障碍、记忆缺损或进行性智能减退者均应首先考虑器质性病变存在。应仔细追问病史，系统的体格检查，若发现有脑器质性疾病的症状和体征，或有躯体疾病足以引起脑功能障碍的患者，均提示有器质性精神障碍的可能。进一步检查包括常规的实验室检查，以及与可疑病因有关的其他特殊检查，如 EEG、CT、头部 MRI 等。完善智力测验和神经心理测验，对确定痴呆程度有一定的帮助。

本例患者为老年女性，在发病前明确诊断为 CI。CI 是缺血性卒中（ischemic stroke）的总称，包括脑血栓形成、腔隙性 CI 和脑栓塞等，约占全部脑卒中的 70%。CI 是由于脑组织局部供血动脉血流的突然减少或停止，造成该血管供血区的脑组织缺血、缺氧导致脑组织坏死、软化，并伴有相应部位的临床症状和体征，如偏瘫、失语等神经功能缺失的症候。发生 CI 后因脑功能失调常出现抑郁、焦虑症状，卒中后抑郁是脑血管病较为常见的情感障碍，临床医师应予以高度重视。

常见抑郁症状包括：①心境低落，主要是自我感觉不良，无愉悦感等。②睡眠障碍，主要是失眠、多梦或早醒。③也可出现食欲减退，不思饮食。④兴趣和快感丧失，对任何事情均动力不足，缺乏活力。⑤自责、自罪，负面地看待问题。⑥体重下降。

⑦性欲低下，甚至没有性欲。

常见的焦虑症状包括：①持续性的紧张不安和忧虑的心境。②注意力不集中、记忆力下降，对声音敏感和容易激惹。③躯体症状，包括交感神经兴奋症状（如血压升高、心跳加快、胸闷、呼吸加快、烦躁、坐卧不宁等）和副交感神经兴奋的症状（如多尿、胃肠活动增加而致腹泻）。治疗方面在控制风险因素的同时也可予积极抗抑郁、焦虑药物，如 SSRI 类药物对心脑血管影响较小，安全性高。同时加强心理治疗，加强患者对于自身疾病的认识，减轻紧张、担忧，从而提高患者的生活质量。

病例点评

1. 器质性精神障碍是指精神障碍存在明确生物学病因，脑器质性精神障碍、躯体疾病所致精神障碍、精神活性物质所致精神障碍均包含在内。

2. 如能明确病因，尽量不使用此诊断，具体到病因更好。

3. 该患者高龄，存在脑血管病基础，应做认知评估。

4. 多种药物联合使用时，应注意药物对 P450 酶的影响，避免发生不良反应。

（王　欣　韩晓蕾　王继红）

005
谵妄
——能看见怪物的老人

📋 病历摘要

患者，男，73 岁。主因"行为紊乱伴凭空闻声、凭空视物 1 月余"入院。

[现病史] 患者 1 个月前外出活动后，突感头晕、恶心，走路不稳，立即送往当地医院急诊，测血压 190/110 mmHg，行头颅 MRI 示多发腔隙性 CI，诊断为高血压脑病、腔隙性 CI。住院期间，患者出现大吼大叫、外跑、毁物等行为；对治疗拒不合作；白天精神差，可勉强入睡 1 ~ 2 小时，夜间睡眠差、几乎整夜无眠；自诉能够凭空视物、凭空闻声，内容多为有人打架、争执，日本人侵略等，内容鲜活，栩栩如生。请精神科会诊，考虑诊断为谵妄，给予喹硫平 25 mg、1 次 / 晚，效果差。患者出院后夜间症状明显加重，反复穿脱衣服、外跑，诉看到有人烧自己的房

子，并有自言自语或做大声申辩状，第 2 天白天对夜间事情无法回忆。就诊于当地医院精神科，诊断为谵妄，脑器质性疾病所致精神障碍，给予口服奥氮平 2.5 mg，1 次 / 晚。患者服药后初始效果尚可，夜间可入睡 3 ～ 5 小时，但 5 天后再次出现夜间大吵大闹、外跑及凭空视物等症状。为求进一步诊治，入住我科。

［既往史］　高血压病史 20 余年，未规律服药，血压最高时可达 200/110 mmHg。高血压脑病病史 1 月余，腔隙性 CI 病史 1 月余。余无特殊。否认感染、发热及服药史，无有害及放射物接触史。

［个人史］　生于原籍，现居于某市，未到过疫区。胞二行一，母孕期体健，足月顺产，否认产伤窒息史。自幼跟随父母及兄弟姐妹一起生活，父母教养方式简单，幼年生长发育情况与正常同龄人相同，正常上学，高中文化。20 岁结婚，夫妻感情好，育有 2 子 1 女。目前已退休多年。病前性格外向，脾气急，爱管事。无烟、酒、药物等嗜好，否认其他精神活性物质滥用史。否认特殊兴趣爱好，无冶游史。

［家族史］　父亲 30 年前因脑出血去世。母亲 20 年前因心脏病去世。兄弟姐妹及子女均体健，无与患者类似疾病，无家族遗传倾向的疾病。

［相关检查及评估］

体格检查：未见异常。

精神状况检查：患者由家属陪同步入病房，衣着欠整洁，表情茫然。接触交谈差，无法合作，对答不切题，常答非所问，思维连贯性差。时间、地点、人物定向力缺失。存在幻听、幻视。思维不连贯，思维内容无法理解。意志减退，注意力无法集中，注意损害明显，注意力的指向、集中持续及转换能力均差。睡眠觉醒周期紊乱，晚上吵闹，白天嗜睡。智能欠佳，存在记忆障碍，对夜间发生的事情有明显的遗忘，计算及其他高级皮层功能均差。自知力缺乏，没有现实检验能力。

辅助检查： 头颅 CT 示半卵圆中心区多发缺血灶，脑萎缩。

量表评估： ① MMSE 得 21 分，考虑存在认知功能缺损。②临床痴呆量表得 3 分，为重度。

[入院诊断]　谵妄；高血压脑病；腔隙性 CI。

[治疗方案]　改善谵妄状态，改善精神病性症状。①药物治疗：丙戊酸钠缓释片 125 mg/次，2 次/日；奥氮平 5 mg，1 次/晚。②物理治疗：重复经颅磁刺激治疗，1 次/日。

病例分析

谵妄主要是意识内容的改变，其病理基础是整个大脑皮质功能的障碍。既往有文献将谵妄归类或等同于意识模糊，其实谵妄是较意识模糊更为严重一层的意识障碍类型。

1. 谵妄状态的症状表现。①意识水平降低，存在定向障碍；②常伴有精神运动性兴奋；③可出现幻觉或错觉，临床上尤其以幻视多见。谵妄的临床特征中以注意缺陷、意识水平降低、感知紊乱及睡眠 – 觉醒周期的紊乱为主。意识障碍的病理生理基础可以是脑干或大脑皮质重要部位的机械性破坏，也可以是脑代谢过程的全面损害所致；代谢源性意识障碍可以因为能量底物的运送障碍（如低氧、缺血、低血糖），或者神经细胞膜的神经生理反应发生改变（如药物或酒精中毒、癫痫或急性头部外伤）所致。

2. 谵妄的诊断。通常可以分为两步：第 1 步，辨别是否谵妄，需要通过病史，床旁精神状况检查来完成；第 2 步，从大量的可能诊断中识别出引起谵妄的病因。谵妄诊断的临床标准变异很大，而且常用的精神状况测评量表的测验可能无助于将谵妄与痴呆及其他认知障碍相鉴别。

ICD-10 精神与行为障碍分类中对谵妄的诊断标准：①是一种病因非特异的综合征，特点是同时有意识、注意、知觉、思维、记忆、精神运动行为、情绪和睡眠－觉醒周期的功能紊乱。②可发生于任何年龄，但以 60 岁以上患者多见。③状态是短暂的，严重程度有波动。多数患者在 4 周或更短的时间内恢复，但持续长达 6 个月的也不少见，特别是在慢性肝病、癌症或亚急性细菌性心内膜炎基础上所发生的谵妄。④有时人们将谵妄区分为急性和亚急性，这种区分的临床意义不大。应将谵妄视为病程易变，从轻微到极重，严重程度不一的单一性综合征。⑤谵妄状态可继发于痴呆或演变成痴呆。

诊断要点：患者或轻或重地存在如下症状即可明确诊断。①意识和注意损害。从混浊到昏迷，注意的指向、集中、持续和转移能力均降低。②认知功能的全面紊乱。知觉歪曲、错觉和幻觉（多为幻视）；抽象思维和理解能力损害，可伴有短暂的妄想；但典型者通常伴有某种程度的言语不连贯；即刻回忆和近记忆受损，远记忆相对完好，时间定向障碍，较严重的患者还可出现地点和人物的定向障碍。③精神紊乱。精神活动减少或增多，并且不可预测地从一个极端转变成另一个极端，反应的时间增加，语流加速或减慢，惊跳反应增强。④睡眠－觉醒周期紊乱。失眠，严重者完全不眠或睡眠－觉醒周期颠倒；昼间困倦；夜间症状加重；噩梦或梦魇，其内容可作为幻觉持续至觉醒后。⑤情绪症状，如抑郁、焦虑或恐惧、易激惹、淡漠或惊奇困惑。

鉴别诊断：在概念上应注意与轻度意识混浊及梦样状态等相鉴别。谵妄可以定义为一种中等程度或严重的意识混浊，并且至少有以下四者之一表现明显：错觉、幻觉等知觉障碍；言语不连贯；精神运动性不安，行为瓦解，动作是习惯性的或无目标导向的；短暂而片断的妄想。反之，不具备上述四点的意识障碍便是狭义的意识混浊。

3. 谵妄的治疗。①病因治疗，对病因明确者，针对病因进行治疗。②支持和对症治疗，对未找到病因的谵妄患者应尽早开始对症治疗，首先要维持生命体征的平稳，纠正水、电解质和酸碱平衡的紊乱等。③控制兴奋躁动，可以选择抗精神病药物，原则是安全、有效，而且作用迅速。巴比妥类药物可加重意识障碍，应避免使用。BZDs 安全有效，可以首选，如安定 10 mg 静脉缓慢注射（静脉注射过快可引起呼吸抑制，采用肌内注射则吸收不良）。高效 BZDs，如阿普唑仑 0.8～1.6 mg，劳拉西泮 2.0～4.0 mg，或氯硝西泮（氯硝安定）2.0～4.0 mg，效果更好。对血压有明显影响的抗精神病药，如氯丙嗪等使用时应谨慎，有躯体疾病的患者对这类药物十分敏感，容易引起血压的下降。氟哌啶醇容易引起急性锥体外系反应，因而也宜慎用，出现锥体外系反应时，可加用苯海索 2 mg/ 次，2～3 次 / 日。④注意安全，防止意外，由于患者存在意识障碍，不能正确判断周围环境，而且受幻觉或错觉影响，有可能发生伤人、毁物、自伤或其他不可预料的意外，因此，需要加强防范，最好指定专人护理。

📋 病例点评

1. 谵妄属于意识障碍，是常见的神经精神病理状态，最容易被误诊为其他精神疾病。意识障碍表现为意识水平下降，对环境或是对自身定向能力减弱。进展较快。有情绪行为障碍时常被认为是精神疾病，而忽视了对引起谵妄病因的纠正。这是需要临床医师引以为重的。

2. 谵妄通常是严重躯体疾病的信号。

3. 注意损害是谵妄的主要缺失症状，构成谵妄的核心特征；波动性病程，一天中会有波动；睡眠－觉醒节律障碍，夜间症状恶化。

4. 神经系统体征检查，实验室检查对明确病因有积极意义。

5. 注意药源性谵妄，老年人因多种躯体疾病而联合用药十分多见。

（任夏瑾　韩晓蕾　王继红）

006
精神分裂症
——不安全的青年人

📋 病历摘要

患者，男，30岁。主因"凭空闻语，认为有人监视自己、控制自己15年，加重20天"就诊。

[现病史] 2003年在上大学期间被同学骗取钱财后，逐渐出现精神异常，多次往家里打电话说周围人议论他、骂他，失眠，情绪不稳，发脾气，不能正常上学。2004年辍学后打工，多次换工作，因怀疑被同事及邻居议论、被人跟踪而不敢出门，曾就诊于当地精神病医院门诊，被诊断为精神分裂症，给予阿立哌唑片等治疗，具体用量不详，病情时轻时重。2008年6月入住当地精神病医院，按精神分裂症治疗，给予阿立哌唑口崩片、泰尔登等治疗，半个多月后出院。出院后患者自行停药，致使病情反复，出现认为有人要追杀他，感到紧张、恐惧，到处乱跑，不更换衣服

（认为衣服上有神保佑自己）等症状，再次就诊于当地精神病医院，诊断为偏执型精神分裂症，给予维思通最大量 4 mg/ 日，住院 67 天，好转出院。因不能坚持服药，病情不稳，多次复发。分别于 2010 年 11 月、2011 年 9 月、2012 年 7 月及 2012 年 10 月在当地精神病医院治疗，均诊断为偏执型精神分裂症，给予维思通、氯氮平等治疗。2013 年 7 月及 2018 年 3 月因症状控制差，给予氨磺必利片 0.8 g/ 日，喹硫平片 0.4 g/ 日，丙戊酸镁缓释片 0.5 mg/ 日，苯海索片 4 mg/ 日，奥沙西泮片 30 mg/ 日，坚持服药，症状控制可。2018 年 5 月自行减药，渐出现幻听、胡思乱想，认为其他人都要害他，听到"神"保佑他、给他指引、要他听从指令，思想受外界控制、不由自己。为求进一步诊治，来我院就诊。患者自发病以来，精神可，食欲可，睡眠佳，大小便正常，体重无明显变化。

[既往史] 　既往体健，否认肝炎、结核等传染病史，否认手术、外伤及输血史，否认药物、食物过敏史。无有害及放射物接触史。

[个人史] 　生于原籍，现居于原籍，未到过疫区。独生子，母孕期体健，足月顺产，自幼发育正常。7 岁入学，学习成绩优秀，高中毕业后顺利考入大学，2004 年辍学后打工，2009 年开始信佛教。8 岁父母离异，跟父亲一起生活。病前性格内向、固执、要强、胆小，人际关系一般。无特殊嗜好。未婚。

[家族史] 　患者长辈有精神病史。

[相关检查及评估]

体格检查：心肺腹未见明显异常。

神经系统检查：颅神经症（−），双侧感觉对称，生理反射存在，病理反射未引出。双下肢行骨折切开复位内固定术，腰椎受伤，由平车推入病房，只能平卧于床上。

精神状况检查：患者意识清晰，问话有答，回答切题，接触尚可，平卧于床，活动受限。自诉间断起病，目前坚持服药，症状控制可；思想受外界控制，不由自己。目前幻觉、妄想症状均不明显。时间、地点、人物及自我定向力完整，自知力不完整。

量表评估：①自杀风险评估量表得 17 分。②攻击风险评估得 0 分（目前症状控制尚可时）。③ PANSS 得 91 分。④ HAMA 得 10 分。⑤ HAMD 得 8 分。⑥ CGI 得 5 分。⑦ SCL-90 得 178 分。⑧艾森克人格问卷（Eysenck Personality Questionnai，EPQ）（成人）P 评分得 58 分；L 评分得 40 分；E 评分得 75 分；N 评分得 53 分。

[治疗方案]　以抗精神病药物治疗为主，配合心理治疗及物理治疗。①药物治疗：患者在院外一直口服氨磺必利片、富马酸喹硫平片、丙戊酸镁缓释片、苯海索片。入院后根据病情调整药物剂量。氨磺必利片 0.6 g/ 次，2 次 / 日，口服；富马酸喹硫平片 0.2 g/ 次，2 次 / 日，口服；丙戊酸镁缓释片 0.25 g/ 次，2 次 / 日，口服；苯海索片，2 mg/ 次，2 次 / 日，口服。②心理治疗：家庭治疗，1 次 / 周。③物理治疗：经颅重复磁刺激治疗，1 次 / 日。

病例分析

1. 精神分裂症（schizophrenia）。是指以阳性症状、阴性症状、精神运动性障碍及现实检验能力严重受损为特征的一组精神障碍，病因未明，是世界上四大致残原因之一。发病多在青春期后期和成年期早期，男性发病年龄相对于女性偏早，两者发病率相当。临床上往往表现为症状各异的综合征，临床症状复杂并且呈多样性，存在感知觉、思维、情感、意志行为及认知功能等方面及精神活动的不协调。症状在个体之间差异很大，同一患者即使在不同阶段或病期也可能表现出不同症状。患者一般意识清楚，智能基本正常，在疾病过程中部分患者可以出现认知功能损伤。病程多迁延，表现为反复发作、加重或恶化，有些患者最终呈现出衰退和精神残疾，10% ～ 30% 治疗无效者为难治性精神分裂症，伴随冲动与攻击行为；部分患者可转归为痊愈或基本痊愈。危害财产与生命的精神分裂症患者带给社会一定安全隐患，因此，在任何国家，精神分裂症都是重点防治的主要精神疾病。

存在精神病性症状也未必一定是精神分裂症，需要与躯体疾病及脑器质性疾病所致精神障碍、药物或精神活性物质所致精神障碍、某些神经症性障碍、心境障碍、妄想性障碍、人格障碍等相关疾病进行鉴别诊断。

精神分裂症是致残性的慢性精神疾病，其治疗应该是全病程且多方面差异的治疗和管理，除了住院期间的躯体治疗之外，还需要回归社会、回到社区进行社会心理干预及精神康复训练，参与治疗的不仅有医师，还要有社区公安等社会部门人员。

2. 关于本案例。①该患者在 20 岁时起病，病程长达 15 年，不能坚持服药，症状反复发作。认知症状表现为幻听及妄想，思想受外界控制，被控制体验，生活各方面均因幻觉妄想的症状而被影响。情绪表现为稳性差，发脾气，紧张、恐惧等。行为表现为到处乱跑，不更换衣服，不敢出门等，甚至出现自伤、自杀等行为。进行鉴别诊断后可以明确诊断为精神分裂症。②该病的发病因素与生物、社会及心理因素相关，不同因素对不同患者所占比重不同。治疗以个体化治疗原则为主。对于多次复发的精神分裂症坚持并且规律服药非常重要，药物不能突然停止应用。预防复发，需要进行长期的药物治疗，并注意维持治疗剂量个体化。③首选的精神分裂症治疗措施为抗精神病药物的使用，药物治疗需要系统性和规范性，用药原则强调早期、足剂量、足疗程，注意单一用药及个体化原则。多选用第2代（非典型）的抗精神病药物作为一线药物治疗，如利培酮、奥氮平、喹硫平等；二线药物多选用第一代及非典型抗精神病药物，如氯氮平。部分急性期患者或疗效欠佳的患者在必要时需要合用电抽搐治疗。该患者反复多次住院治疗，本次发病前长期在外院治疗，期间反复调整药物种类及剂量，家属反应患者在服用氨磺必利片0.8 g/日、喹硫平片0.4 g/日、丙戊酸镁缓释片0.5 mg/日、苯海索片4 mg/日及奥沙西泮片30 mg/日治疗时，症状相对稳定。根据《中国精神分裂症防治指南（第2版）》，在慢性精神分裂症患者急性恶化或复发的治疗方案中，A1级推荐为氨磺必利、阿立哌唑、奥氮平、喹硫平、利培酮、齐拉西酮。故此次入院仍延续上次入院治疗方案，根据患者病情给予适当药物剂量调整。④重复经颅磁刺激治疗，对于持续幻听和持续的阴性症状有着一定的疗效。⑤需要注意的是抗精神病药物不能根治精神分裂症。加强心理社会干预及康复训练，有助于患者保持良好的健康状态，恢复社会功能，重建人际关系，对于预后有着良好的作用。心理治疗应根据疾病的不同病程阶段并结合患者的需求而调整心理治疗的内容和目的；实时进行心理评估，动态调整社会心理干预手段；拟定个体化的心理治疗计划和方案，如日常生活技巧人际关系，财务管理及症状对生活的影响的管理方法。

病例点评

1. 精神分裂症是遗传和环境共同作用导致的疾病，是最常见的严重的精神疾病。病程多呈进行性发展，大多数患者有反复发作或不断恶化的倾向。

2. 该例患者已处于慢性期，病程迁延，症状未能完全控制，残留阳性症状，急性恶化时治疗可参考既往治疗史，首选使用有效的药物和有效的剂量，适当增高药物剂量继续治疗；若无效则采用换药、合并治疗方法。

3. 患者依从性差，难以保证按医嘱服药者，可选用非典型或典型抗精神病药长效制剂。

4. 关于苯海索的应用，主要针对锥体外系症状，不主张预防性应用，长期联合使用也宜慎重。精神分裂症患者存在认知功能的损害，毒蕈碱 M1 受体拮抗作用与认知损害的关系密切，抗胆碱能效应及相关不良反应将常用药物分为 0 ～ 3 级共 4 个等级，而苯海索被归入 3 级（最高）药物，需考虑到潜在的认知损害效应。

参考文献

1. 徐勇，刘莎，王斌红 . 精神分裂症规范化诊疗及临床路径 . 北京：科学出版社，2017.

2. 郝伟，于欣 . 精神病学 . 7 版 . 北京：人民卫生出版社，2013.

（王　欣　高　红　王继红）

007

精神分裂症
——多疑的女人

📋 病历摘要

患者，女，36岁。主因"敏感多疑、睡眠差半年"入院。

[现病史] 患者2018年3月计划与同学相聚被丈夫阻止，双方发生争执，而后脾气逐渐暴躁，睡眠差，偶有入睡困难、早醒，饮食不规律。敏感多疑，行为反常，常听到楼梯间有男性说话（实则没有）、商量如何加害自己。患者因恐惧不敢出门，将剪刀藏于身上用来防身；有时又喃喃自语，独自外出；多次给其哥哥发微信说有人要害她，求哥哥救命；认为婆婆在饭菜中下毒，不让孩子吃婆婆做的饭；怀疑丈夫与他人有暧昧关系，并因此事经常争吵。就诊于当地县医院给予治疗（具体使用药物不详），效果欠佳。3月8日就诊于某医院诊断为精神分裂症，给予阿立哌唑30 mg/日及苯海索2 mg/日，口服，症状有所缓解。6月初患

者病情好转，言行正常，但出现烦躁、坐卧不宁等症状，仍存在睡眠差，再次就诊于该医院门诊，给药调整为阿立哌唑 30 mg/日、苯海索 4 mg/ 日、米氮平 15 mg/ 日、阿普唑仑 0.4 mg 及劳拉西泮 1 mg 隔日交替服用、心神宁 3 g/ 日。服药 20 天后，患者仍睡眠差，在原治疗基础上加利培酮 1 mg/ 日。患者有时拒绝服药，有时藏药，认为自己没有病，病情时轻时重，日常生活需要家属照顾。8 月 1 日就诊于当地某医院精神卫生科门诊，给予阿立哌唑 20 mg/ 日、唑吡坦 10 mg/ 日治疗，效果欠佳。为求进一步治疗，入住我科。患者自发病以来精神差，食欲欠佳，睡眠差，不能料理家务，大小便正常，体重未见明显改变。未发现自杀、自伤，攻击行为等。

[既往史] 2014 年睡眠变差，自行口服黛力新 1 片 / 日，间断服药 3 月余症状改善，即停药。否认肝炎、结核等传染病史，否认手术及输血史，否认食物、药物过敏史。无有害及放射物接触史。

[个人史] 生于原籍，现居于某县，未到过疫区。胞三行三，母孕期体健，否认感染、发热史，足月顺产，否认产伤窒息史。自幼跟随父母及兄长一起生活，父母皆为农民，父亲性格外向、脾气暴躁，母亲性格内向，教养方式简单。幼年生长发育情况与正常同龄人相同。初中毕业，从事过餐厅服务员、保洁、超市理货员等工作，完成工作的能力尚可。27 岁经人介绍后结婚，夫妻感情尚可。平素性格内向，好发脾气。无烟、酒、药物等嗜好，否认其他精神活性物质滥用史，无冶游史。

[月经及生育史] 初潮年龄 15 岁，4 ~ 5 天 /30 天，经量一般，无痛经史，白带正常，末次月经 2018 年 7 月 20 日。妊娠 2 次，分娩 1 次，正常足月产 1 胎，流产 1 次，现存子女 1 人，无绝育。

[家族史]　父母、哥哥及女儿均体健，无与患者类似疾病，无家族遗传倾向的疾病。

[相关检查及评估]

体格检查：未见异常。

精神状况检查：患者意识清楚，由家属陪同自行进入病房。衣着适时，尚整洁，年貌相符。表情呆板，警觉性较高，四处张望，时而自语（患者否认），接触合作，交谈过程较顺利，有时声音低沉。既往存在幻听、被害妄想、嫉妒妄想。患者目前较烦躁，易激惹，常因一些小事发脾气。意志力减退，完成日常家务劳动较吃力，在家属的督促下洗漱可自行完成，但动作较慢。未引出情感倒错、情感幼稚。记忆力、计算力、理解力正常。常识具备。自知力不完整，不认为自己有精神疾病，此次住院的目的是为了调理身体、改善睡眠。

辅助检查：①EEG 检查未见明显异常。②ECG 检查示窦性心律，ST 段改变，表现可疑。

量表评估：①HAMD-17 得 22 分，中重度抑郁症。②HAMA 得 20 分，肯定有焦虑。③PANSS 得 79 分。

[入院诊断]　精神分裂症。

[治疗方案]　以抗精神病药物治疗为主，配合心理治疗、物理治疗及工娱治疗。防冲动、伤人、自伤及外走，防藏药。家庭教育，促进患者社会功能的恢复。①药物治疗：奥氮平片 10 ~ 20 mg/ 日。②心理治疗：认知行为治疗，2 次 / 周。③物理治疗：重复经颅磁刺激治疗，1 次 / 日。

📋 病例分析

1. 关于精神分裂症。①多在成年早期起病，2000 年世界卫生组织（World Health Organization，WHO）联合世界银行和哈佛大学公共卫生学院，估算出 15 ～ 44 岁年龄组人群中，位列疾病总负担第八的就是精神分裂症，约占疾病总负担的 2.6%，精神分裂症患者中有 90% 起病于 15 ～ 55 岁，而高发年龄段，男性为 10 ～ 25 岁，女性为 25 ～ 35 岁。②患者存在 5 个维度症状：幻觉妄想症状群、阴性症状群、瓦解症状群、焦虑抑郁症状群及激越症状群，其中幻觉妄想症状群及瓦解症状群全属于阳性症状。尽管精神分裂症至今没有绝对特异性的诊断，但一般来讲，患者在意识清晰的基础上，持续较长时间出现症状，就考虑为精神分裂症，且具体症状出现的条目越多，诊断的信度和效度就越高。其临床表现多样，但却没有哪一个症状和体征具有绝对的特异性，症状和体征会随着病程的演变而变化，不同个体处于疾病的不同阶段，其临床表现可能有很大差异。③大多为持续性病程，极少数患者在发作间歇期精神状态可基本恢复到病前水平。首次发作，通常要求在 1 个月以上时期的大部分时间确实存在明显的症状。④该病的发生与生物学因素中的遗传、神经生化、神经发育、神经内分泌及免疫学均有相关性。同时与环境因素及其他因素，如出生季节、氧化应激、父亲年龄等也具有相关性。⑤预后大致分为 3 种：一是彻底缓解；二是症状部分控制，社会功能部分受损；三是走向衰退和精神残疾。国外有报道称 70% 左右患者可以临床缓解。

2. 关于本案例。①本例患者治疗上应以药物对症治疗为主，选用抗精神病药物，根据患者对药物的依从性、疗效、耐受性、

笔记

既往治疗的体验、年龄、性别及经济状况等，综合考虑后选择药物，制订长期治疗计划。治疗早期采取适量、单一、个体化用药原则；急性期目的是快速控制症状，巩固效果，防止复发；维持期目的是进一步改善社会功能。该患者存在明显的阳性症状，焦虑抑郁症状群及激越症状群持续时间至少半年，影响日常社会生活及功能。HAMD-17 评为中重度抑郁症；HAMA 评价肯定有焦虑症状，考虑为患者自觉长期处于不安全的环境中，引起的继发性的情绪改变，排除器质性疾病，故精神分裂症诊断明确。治疗上采用药物治疗＋物理治疗＋心理治疗的联合治疗方法。患者既往使用阿立哌唑治疗，疗效不佳。根据《中国精神分裂症防治指南（第2版）》，对于首发的精神分裂症患者，抗精神病药物的选择为1A级推荐：奥氮平、喹硫平、利培酮，故更改治疗方案。因患者目前烦躁明显，考虑给予镇静作用较为明显的奥氮平治疗。②在精神疾病的康复中，心理治疗的作用非常重要。可以激发患者改善自身状态的动力，调动其潜力，消除和缓解患者的心理问题，促进人格完善。同时增加患者的治疗信心，既可减少对疾病的恐慌，也可提高患者的依从性从而减少复发。对于本患者，首先采用支持性心理治疗，建立良好的医患关系，给予患者情感支持，协助情感宣泄，增加安全感、降低紧张感，提供指导性的解决问题的方法。同时增加放松训练，帮助患者缓解情绪。随着关系的建立和治疗的进展，在治疗过程中逐渐介入个体的认知行为治疗，以改善患者的灾难性思维、选择性概括、过度泛化等不良认知。

📋 病例点评

1. 患者由于行为异常引起家属关注，亚急性起病，慢性病

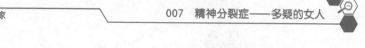

程，存在幻觉妄想的阳性症状，诊断为精神分裂症。

2. 患者 HAMD 评分较高，需与抑郁障碍（depressive disorder）伴精神病性症状鉴别。抑郁的核心症状是情绪低落、兴趣减退、快感缺乏，可在此基础上出现幻觉妄想，内容与抑郁心境协调，如罪恶妄想伴嘲弄或谴责性的幻听；或与抑郁心境不协调，如关系、贫穷、被害妄想，无情感色彩的幻听。患者 3 年前有睡眠障碍，服用黛力新治疗 3 个月，应详细了解病史。

3. 首发合作患者，可选用一种非典型抗精神病药，达治疗剂量，使用 6～8 周，有效继续治疗。如无效，换另一种非典型抗精神病药。本例患者治疗中出现烦躁、睡眠障碍，换用有镇静作用的奥氮平是可取的。

4. 奥氮平治疗后续要注意代谢综合征问题。

参考文献

1. 徐勇，刘莎，王斌红. 精神分裂症规范化诊疗及临床路径. 北京：科学出版社，2017.

2. 郝伟，于欣. 精神病学. 7 版. 北京：人民卫生出版社，2013.

3. 塞姆浦. 牛津临床精神病学手册. 唐宏宇，郭延庆，译. 北京：人民卫生出版社，2006.

（毛丽娟　高　红　王继红）

008

急性短暂性精神障碍
——陷入混沌的男性

患者，男，23岁。主因"言行紊乱10天"入院。

[现病史] 患者10天前请客消费超预算，自觉压力巨大，难以接受。此后出现半夜在外乱跑，找不到回家的路。看到环卫工人认为其要迫害自己，紧张、害怕。给姐姐打电话，不让她来看自己，怕她受到迫害，并述自己开发的一个大项目要被人抢走。常喃喃自语，当问其所言，不予回答。近2天患者睡眠差，食欲欠佳。小便基本正常，未大便。

[既往史] 否认心脏病、糖尿病、高血压病史，否认肝炎结核等传染病史，否认手术、外伤、输血、献血史，否认食物、药物过敏史。无有害及放射物接触史。

[个人史] 生于原籍，现居于原籍，未到过疫区。足月顺产，

自幼生长发育正常，学习成绩一般，高二辍学后间断从事多种工作，目前和朋友在一起打工。病前性格内向。未婚未育。无烟、酒、药物等嗜好，无冶游史。

[家族史]　父母及姐姐均体健，无与患者类似疾病，无家族遗传倾向的疾病。

[相关检查及评估]

体格检查：体温 36.4 ℃，脉搏 84 次 / 分，呼吸 20 次 / 分，血压 143/99 mmHg。心肺未见明显异常。

神经系统检查：颅神经症（－），双侧感觉对称，生理反射存在，病理反射未引出。

精神状况检查：患者意识清，问话不答，接触被动，检查欠合作。在询问病史的过程中，突然站起来，向外走，自诉无病。幻觉，妄想可疑，定向力完整。自知力丧失。未引出明显的自杀、自伤行为，未引出明显的攻击行为。

辅助检查：EEG 示脑电活动为轻度异常。

量表评估：① PANSS 得 76 分。② HAMA 得 10 分。③ HAMD 得 15 分。④ CGI 得 5 分。⑤ SCL-90 得 185 分。

[治疗方案]　以改善精神症状药物治疗为主，配合心理治疗及物理治疗。①药物治疗：奥氮平 20 mg/ 次，2 次 / 日；阿普唑仑 0.4 mg/ 日，睡前。②心理治疗：个体心理治疗，1 次 / 周。③物理治疗：经颅重复磁刺激治疗，1 次 / 日。

病例分析

急性短暂性精神障碍（acute and transient psychotic disorder）多发生于 20 ～ 30 岁，女性多于男性，是一类急性发作，病程短暂的精神病性综合征。该疾病的特点：既往无任何前驱症状，急性起病，2周达到顶峰状态，社会功能急剧恶化，病程不超过3个月，大多数患者发病持续数天到1个月，好转后症状完全缓解。症状表现为任何形式的精神障碍，包括感知觉异常、思维异常、情绪情感变化及言语行为的紊乱，严重者可以出现意识模糊，通常症状的性质与强度每天都有快速明显的变化。

该类疾病的病因不明确，考虑与应激和躯体素质相关。最明确的应激源包括天灾人祸、亲人离世、非预期性的打击等。

治疗上以对症治疗为主，常选用BZDs和抗精神病药物。有些患者在精神病性症状好转后的2～3周需使用抗焦虑药物。该类患者无须长期用药。

该患者经济状况一般，在消费超过预算后起病，起病急剧，既往无精神异常症状，此次发病后症状表现为思维异常（认为有人要迫害自己及家属）、情绪变化、行为紊乱（半夜外跑，自言自语或缄默不语等症状）。治疗上以对症治疗为主，该患者的治疗使用药物治疗＋物理治疗＋心理治疗的方法。药物以抗精神病药物奥氮平为主，辅以BZDs助眠。物理治疗采用经颅磁刺激，这是一种非侵入性的脑刺激，由磁场产生诱发电位，引起脑皮质靶点神经元去极化。心理治疗以支持性心理治疗为主，并改善患者的认知，提高患者的抗压能力。经过治疗，该患者1个月内症状完全消失。

对于急性短暂性精神障碍，症状持续时间非常重要，如时间超过3个月，则不考虑该诊断，且该患者无须长期服药，如需长期服用，则需考虑诊断的正确性。

在心理治疗中，需要与患者探讨起病因素与疾病之间的关系，并与患者探索和发展新的应对策略非常重要。

📋 病例点评

1. 急性短暂性精神障碍，此类疾病不常见。

2. 短暂的精神病发作不一定就是此病，要从知情者处了解前驱期症状、既往精神疾病史，有无精神活性物质或某些药物使用史，有无促发因素。

3. 有学者认为，急性短暂性精神障碍、情感障碍和精神分裂症是处在由症状维度和病程维度构成的连续谱上的不同点。在症状维度上，按不伴有精神病性症状的情感障碍、伴有精神病症状的情感障碍、急性短暂性精神障碍、分裂情感性障碍、精神分裂症依次构成一个连续谱。在病程维度上，按慢性恶化、复发后在不同程度上康复、单次发作后完全康复依次构成一个连续谱。

4. 急性短暂性精神障碍病程不应超过 3 个月（通常数天到 1 个月内），常不需要长期的药物治疗，如需药物的维持治疗，则需要考虑诊断的正确性。

参考文献

1. 李凌江，陆林 . 精神病学 . 3 版 . 北京：人民卫生出版社，2015：284.

（王　欣　高　红　王继红）

009
双相情感障碍，混合发作
——我的未来在哪里？

病历摘要

患者，男，20 岁。主因"行为异常、情绪高涨与低落交替出现 3 年，加重 2 个月"入院。

[现病史] 2015 年 5 月患者无明显诱因出现发呆、不语不食、不动、哭泣，偶尔自言自语、烦躁、愁眉苦脸，坐立不安、顿首捶足，甚至倒地翻滚，需要家属督促才少量饮食。自诉心情不好，自己不如别人；9 月患者升入高中后注意力不集中，学习无效果，成绩下降，总分 1000 分的功课，综合成绩仅达 300 多分，不愿与人交流，做事犹豫、冲动、情绪不稳定，自言自语，夜间睡眠差（入睡困难、睡眠不实、早醒）；10 月在当地医院神经科住院治疗，诊断不详，给予帕罗西汀片 10 mg/ 日，症状好转后出院，未规律服药；11 月给予中医治疗，未见效果，患者烦躁渐

笔记

加重，遂就诊于我科，考虑为精神分裂症，收住入院，给予利培酮片 5 mg/ 日联合苯海索片 4 mg/ 日治疗，情绪平稳后出院，出院后患者停用苯海索片，出现颈部僵直，再次入住我科，诊断同前，逐渐停用利培酮片，换用齐拉西酮胶囊 40 mg/ 次、2 次 / 日，富马酸喹硫平片 0.3 g/ 日，舍曲林片 50 mg/ 日，劳拉西泮片 1 mg/ 次、2 次 / 日，苯海索片 1 mg/ 次、3 次 / 日治疗，患者情绪平稳后出院，但仍不愿说话，做事没兴趣，心情不好，少动、少语，睡眠可。患者出院可坚持服药，症状时有波动，有时可以参加朋友聚会，与家属说笑，情绪稳定，可以帮家里干活，但做事犹豫；有时认为自己不如别人，愁眉苦脸，唉声叹气，对事情没有兴趣，不能干活，生活尚可自理。后改为帕罗西汀 40 mg/ 日、阿立哌唑片 30 mg/ 日、齐拉西酮 80 mg/ 日治疗，高中学习成绩差，无法理解老师授课内容，注意力不集中，考试排名倒数。

2016 年 12 月病情控制不佳且大便不能自主控制，就诊于当地精神卫生中心，诊断为抑郁症，给予阿立哌唑 10 ～ 25 mg/ 日，奥氮平 10 mg/ 日，帕罗西汀 40 mg/ 日，劳拉西泮（剂量不详），丁螺环酮胶囊 30 mg/ 日，苯海索片 1 mg/ 次、3 次 / 日治疗，规律服药、定期门诊复诊，病情渐好转。唉声叹气减少，可以帮家里干活，仍注意力不集中，有时易激惹，烦躁，反复回忆曾经发生的不好的事情。

2017 年 2 月患者在当地医院调整药物，奥氮平 1 片 / 晚、帕罗西汀渐减量，换用文拉法辛 3 片 / 日、劳拉西泮、丁螺环酮（具体剂量不详）等，病情波动，偶有发脾气、情绪不稳定（无故骂人、喊叫跺脚、称活着没意思、有杀人欲望但没有行动）等症状。3 月合并丙戊酸钠 4 片 / 日（剂量不详）治疗。4 月于当地精神卫生中心住院治疗 40 天，诊断为轻微精神分裂症，给予碳酸锂

0.75 g/日，丙戊酸钠 1 g/日，奥氮平 15 mg/日，富马酸喹硫平 400 mg/日，劳拉西泮 1 mg、3 次/日治疗，情绪稳定后出院。出院 1 周后病情复发，发脾气频率较前增多、骂人、烦躁、愁眉苦脸，不愿见人，人多处紧张、怕说话，自卑（自认没有本事，花父母的钱丢脸），有时诉被人欺负（说不清被谁），遂就诊于北京某医院，考虑为双相情感障碍、混合发作，给予丙戊酸钠缓释片 1000 mg/日、奥氮平片 15 mg/日、盐酸舍曲林片 150 mg/日及电休克治疗，院外规律服药，门诊复诊。

近 2 个月无明显诱因出现冲动加重，无故生气且时间延长、频率增加、大喊大叫，时而自言自语，有时自负、有时自卑，今为求进一步诊治，以"精神障碍"收住我科。患者自发病以来，夜眠不实，入睡困难，精神、食欲欠佳，有时大小便不能控制，体重增加约 15 kg。有冲动、自伤行为，无攻击、自杀行为。

[既往史] 2014 年 3 月患者在奶奶去世后，出现明显发呆、话少，后逐渐恢复正常，家属未予重视。无呼吸系统、心血管系统、内分泌系统、消化系统、血液系统等疾病。无昏迷抽搐史。否认肝炎、结核等传染病史，否认性病史，否认手术、外伤及输血史，否认食物、药物过敏史，否认精神活性物质依赖史。无有害及放射物接触史。

[个人史] 生于原籍，现居于原籍，未到过疫区。胞三行二，足月顺产，生长发育未见异常，适龄说话、走路等。与爷爷奶奶一起生活，小学及初中成绩中等，高中学习成绩差。高中毕业后曾从事安全监管工作，但因不能胜任被辞退，目前无业。人际关系差。患者病前性格内向，较少主动与人交流。有吸烟史，20 支/日，目前生气时仍会抽烟。无宗教信仰，无酒、药物嗜好，无冶游史。

[家族史] 父母、哥哥及妹妹均体健；奶奶曾患脑梗死 3～4

笔记

年，走路不便，心情低落，2014年于家中口服农药自杀身亡。无其他家族遗传倾向的疾病。

［相关检查及评估］

体格检查：未见明显异常。

神经系统检查：生理反射存在，病理反射未引出。

精神状况检查：患者意识清晰、定向力完整，接触被动，双眉紧锁，表情愁苦，拘谨、少动、显紧张，言语量较少，问话少答，烦躁时有自言自语现象。讲话无中心内容，对答欠切题，常跑题。对问话简单回答，不能展开叙述。计算速度减慢，可缓慢计算连续运算。患者自诉脑子变慢了，想事情费劲，常听到周围人非议自己，自我评价过低（认为自己不会做事、做不好事，各方面都差）。情感不稳、情绪低落、焦虑，为今后生活苦恼。家务劳动较少进行，个人卫生需督促。自知力部分存在，患者承认自己有病，有时想要住院治疗，有时又不想治疗要早日出院。

辅助检查：①化验血、尿、便常规、生化、术前免疫、甲状腺系列、贫血系列、性系列均未见明显异常。②ECG示窦性心律，心电轴不偏，在正常范围内。③EEG示快波增多。

量表评估：①CGI得5分，明显患病。②宗氏抑郁自评量表（Self-Rating Depression Scale，SDS）标准分得76分，目前存在重度的抑郁。③宗氏焦虑自评量表（Self-Rating Anxiety Scale，SAS）标准分得66分，目前存在中度的焦虑。④HAMD-17得30分，严重抑郁症。⑤HAMA得16分，肯定有焦虑。⑥SCL-90总分205分。⑦PANSS得113分。⑧躁狂量表得3分，无躁狂症状。⑨自杀风险评估量表得10分。⑩攻击风险评估量表为Ⅱ级。

［入院诊断］　双相情感障碍，混合发作。

[治疗方案] 药物、心理及物理联合治疗。①药物治疗：抗精神病药物＋情感稳定剂＋抗抑郁药，奥氮平片 10 mg/次，2 次/日，口服；丙戊酸钠缓释片 500 mg/次，3 次/日，口服；碳酸锂片 0.25 g/次，3 次/日，口服；舍曲林片 100 mg/次，1 次/日，口服；坦度螺酮片 10 mg/次，2 次/日，口服。②物理治疗：重复经颅磁刺激治疗，1 次/日。③心理治疗：认知行为治疗，1 次/周。患者与奶奶的关系亲密，奶奶以自杀的方式死亡对其刺激很大，也非常内疚与自责。对此，纠正患者错误的认知方式，改善其对奶奶去世的不良认知与悲伤的情绪是首要的治疗方向。

病例分析

　　情感障碍，又称心境障碍，既往称为情感性精神病，是以情感或心境异常改变为主要临床特征的一组精神障碍，伴有与异常心境相应的认知、行为、心理生理学及人际关系方面的改变或紊乱。情感障碍在临床上表现为抑郁和躁狂 2 种截然相反的极端心境。欧美精神病学家根据发作的极端将其分为单相（仅抑郁发作）和双相（兼有抑郁发作和躁狂发作，或者为轻躁狂发作，或者为混合发作）。

　　目前对于双相情感障碍混合发作，不同的诊断标准对其有不同的定义。《中国精神障碍分类与诊断标准（第 3 版）》中，混合发作是指发作时躁狂症状和抑郁症状混合或（在数小时内）迅速交替持续 2 周以上，躁狂症状和抑郁症状均很突出：以前有过至少 1 次抑郁发作或躁狂发作。《精神障碍诊断与统计手册（第 5 版）》对混合发作定义严格，必须同时满足躁狂发作和重型抑郁发作（major depressive disorder，MDD）诊断标准，持续至少 1 周。

《国际疾病分类（第10版）》中混合状态是指至少在2周内的大部分时间里，躁狂、轻躁狂及抑郁症状同时突出，或躁狂和抑郁在数小时内迅速交替。

混合性发作的临床表现具有复杂性和多变性，有学者描述其有时像神经分裂症，有时又像精神病性抑郁，有时又像癔症样发作，患者可表现为烦躁、焦虑、沮丧、抑郁、易激惹、冲动鲁莽、自控下降、缺乏理智、自杀意念及活动性增加等。该病临床症状复杂，与无混合发作的双相（轻）躁狂或双相情感障碍抑郁发作相比，其高误诊率、低识别率的问题更加突出。患者发病前急躁、固执、易怒和冲动4种性格特征明显：心境不稳定、睡前浮想联翩、烦躁、愤怒、思维加速/聚集、强迫较为多见，也易出现主观的躯体不适感、人际关系敏感、抑郁、焦虑、敌对、恐惧、偏执等神经症样表现，易存在自杀观念和自杀行为。目前认为混合状态以女性多见，而青少年较成人更易出现混合性发作。

双相情感障碍的治疗，应当早期识别、及时治疗，全病程治疗不仅能改善患者急性患病期的痛苦，还能改善患者远期预后。药物治疗方面，锂盐是最常用的首选药物，但对于混合发作的患者来说，丙戊酸盐更有效果。

📋 病例点评

1. 双相情感障碍混合发作容易被忽视，因其背景是不典型的抑郁或躁狂，同时伴有反向的情绪特征，使得临床医师容易做出精神分裂症、癔症、抑郁症等诊断。该患者最初起病表现为情绪低落，活动减少，期间又表现烦躁、坐立不安、自言自语、捶胸顿足、翻滚等活动增多，语言增多的反向表现，诊断过抑郁症、

笔记

精神分裂症。有关混合性抑郁的研究发现，将 3 项或更多轻躁狂症状，如激惹心境、注意障碍、思维奔逸或话多，定义为抑郁混合状态。

2. 有研究报道混合发作的预后差，症状缓解、生活质量差，复发率和入院风险率高。该患者 5 年中症状恢复时间短，多数时间为疾病发作状态，社会功能损害明显。

3. 混合发作遵循双相情感障碍的治疗原则，有限的研究显示丙戊酸盐、拉莫三嗪、奥氮平对混合状态有一定效果，对锂盐缺乏反应。使用抗抑郁药易引起情绪波动或恶化。

4. 疗效不佳时可考虑采取无抽搐电休克（modified electroconvulsive therapy，MECT）治疗来改善病情。

（高　红　任夏瑾　王继红）

010
双相情感障碍，抑郁发作
——天上地下，不同境界

病历摘要

患者，男，28岁。主因"间断情感高涨与低落交替出现4年，加重1月余"入院。

[现病史] 患者在4年前（24岁）突然出现情绪高涨，整日兴高采烈，精力充沛，自觉能力较强，想干大事业，活动增多，不愿意在家停留，多在外面活动（逛街、见朋友），言语较以前增多，思维活跃，易激惹，花钱增多，无自言自语及明显的怪异行为，家属未予重视，未诊治，后自行好转（具体时间间隔不详）。同年11月中旬与家属发生争执后出走，后出现情绪低落，整日唉声叹气、愁眉苦脸，自卑（感觉自己能力不足，不能良好地处理家庭关系，一无是处），少言懒动，有想哭的冲动，与家属交流明显减少，不愿外出，拒绝朋友的邀约，兴趣减退，乐趣丧

53

失，食量少，睡眠差，自称活着没意思，有自杀的想法，但没有勇气去行动，对未来感觉没有希望。家属带其就诊于当地医院诊断为抑郁障碍，入院后给予帕罗西汀片治疗（具体剂量不详），症状好转出院，坚持服药。一段时间后（具体时间间隔不详）再次出现自感情绪高涨、话多，自觉脑子转得很快，感觉什么愁事都没有，心情好。随后当地医院诊断为双相情感障碍，给予碳酸锂片＋利培酮片治疗（具体剂量不详），后症状逐渐平稳。1年后患者自行停药，上述症状未再出现，情绪平稳，与同事、家属交流正常，无思维迟缓、思维奔逸、精力过度等现象，对未来充满希望，可正常工作，无躯体不适感，食欲、睡眠良好。2年前自己经营一家公司，虽在业务上时有波折，但患者均能应付自如。无明显的异常持续的情感波动现象。

3个月前因公司内部问题被拘留（拘留时间不详），释放后无明显异常行为举止。2个月前开始担心拘留事件对其家属、公司造成不良影响，伴有情绪低沉、忧思重重，脑子里总控制不住思考不必要的琐碎小事，自卑、自责，虽然家属再三劝慰，但仍难以原谅自己。不愿与他人交流，活动少，多卧床，不愿主动外出，不再做以前喜爱的活动。烦躁、易怒，常因一些小事对家属发脾气。对微小的声音不能忍耐（不能听窗外嘈杂声，电话声音也感觉非常刺耳）。自觉能力下降，处理不了平时得心应手的问题，以前很简单的事情变得非常困难。自感注意力不集中，记忆力下降，做事丢三落四。自觉反应迟钝，不能快速理解对方的言语意义，不敢接听电话。食欲下降，有食而无味感，睡眠差、早醒且醒后不能再次入睡，乏力感明显。尚无明显的生活无望感。患者自觉病情复发，遂就诊于某社区医院，采取口服圣约翰草提取物片1片/日的治疗，2周后自觉症状未改善，就诊于我院门诊，采取口服帕罗西汀片 20 mg/ 日的治疗，3 日后症状仍未见明显改善。为进一步诊治入住我科。患者患病以来二便减少，食欲差，体重略有下降，未出现冲动、攻击、自伤、自杀等行为。

[既往史]　无呼吸系统、心血管系统、内分泌系统、消化系统、血液系统等疾病，无昏迷抽搐史。否认结核病史，否认手术、外伤及输血史，否认食物过敏史，否认活性药物使用史。无有害及放射物接触史。

[个人史]　生于原籍，目前居于当地，未到过疫区。胞三行二，母孕期健康，足月顺产，母乳喂养。生长发育未见异常，适龄出牙、说话、走路等。小学学习成绩佳，但因家中条件差，初中时辍学。辍学后在外打工，可胜任工作，做事有条理，态度严谨。从小性格内向、胆小、保守，朋友不多，疑心重，担心被别人看不起，担心别人说闲话，较少与人谈心。平素与家属、朋友、客户交流尚可。27 岁结婚，配偶体健，夫妻感情融洽。无烟、酒、药物等嗜好，无冶游史。

[家族史]　父亲患高血压，母亲患脑梗死，姐姐及弟弟体健，两系三代中无与患者类似疾病，无近亲婚配。

[相关检查及评估]

　　体格检查：未见明显异常。

　　精神状况检查：年貌相符，意识清晰，定向力完整，接触合作，眉头紧锁，问答切题但略显迟缓，注意力尚集中。对微小声音不能忍耐，忧思重重，自卑、自责，自觉能力下降。幻觉妄想未引出。知道自己目前精神及躯体状况欠佳，需要治疗。自知力完整。

　　辅助检查：①血、尿、便常规、生化、术前免疫、甲状腺系列、贫血系列、性系列均未见明显异常。②ECG 示窦性心律，心电轴不偏，在正常范围。③ EEG 属正常范围。

量表评估：① CGI 得 5 分，明显有病。② SDS 标准分得 66.25 分，目前存在中度的抑郁。③ SAS 标准分得 50 分，目前存在轻度的焦虑。④ HAMD 得 30 分，肯定患有抑郁症。⑤ HAMA 得 10 分，可能有焦虑。⑥ SCL-90 总分得 185 分。⑦ EPQ（成人）P 评分得 2 分，L 评分得 19 分，E 评分得 3 分，N 评分得 15 分。表现保守，但有挚友，好静，做事瞻前顾后，行为不易受冲动的影响，不喜欢刺激，喜欢有序的生活和工作，情绪倾向于悲观。⑧生活能力评定量表示轻度受损。⑨自杀风险评估量表得 8 分。⑩攻击风险评估量表为 0 级。

[入院诊断]　双相情感障碍，目前为不伴躯体症状的中度抑郁发作。

[治疗方案]　药物、心理及物理联合治疗。①药物治疗：以足量的情感稳定剂为基础，在此基础上使用小剂量抗抑郁药物，并辅以助眠药物改善睡眠情况。舍曲林片 50 mg/ 次，1 次 / 日，口服；丙戊酸钠缓释片 500 mg/ 次，3 次 / 日，口服；阿普唑仑片 0.4 mg/ 次，1 次 / 晚，口服。②心理治疗：认知行为治疗为主，2 次 / 周。在治疗中首先给予尊重，接纳并理解患者的情绪，建立良好的治疗联盟，引导患者改变其对问题的思考模式及处理方法，使其意识到重新建立处理问题方式的可能性与必要性。③物理治疗：重复经颅磁刺激治疗，1 次 / 日。

病例分析

　　抑郁障碍属于情感性精神障碍，从发作特点上可以分为 2 类：一类是单相的，称为抑郁障碍，临床表现为情绪低落、兴趣减退、言语行为减少等。另一类为双相，称为双相情感障碍抑郁发作，临床表现为情绪低落与高涨交替发作，情绪低落时表现为抑郁的典型症状，情绪高涨时则为躁狂或轻躁狂表现。抑郁发作的时候，往往表现出精神运动性迟缓，或思维、语言及一般动作的缓慢，甚至会发展到抑郁性木僵的地步，焦虑、躯体不适及失眠等伴随症状也较为常见。临床上通常将患者第 1 次抑郁的发作诊断为单相抑郁障碍，直到患者出现躁狂或轻躁狂表现时，才可被诊断为双相情感障碍。因此，其具有较高的误诊率。

单、双相抑郁障碍虽表现类似，但在治疗原则上有较大的区别，较高的误诊率也导致了很多疾病的迁延不愈甚至加重。单相抑郁障碍的主要治疗原则为抗抑郁治疗，并且要设法带领患者从抑郁状态中走出来，除药物治疗，应更多的辅之以行为治疗，通过关怀和户外活动使患者的身心感受到生活的温暖。而对双相抑郁障碍患者，因为发作可能较为频繁，所以首要的是通过药物控制情绪，以防在过激情绪发作时造成伤害，在情绪获得控制后，再辅之以心理疏导，逐渐使其能自我掌握，情绪稳定化是第 1步，之后才能再设法进行后续的行为治疗。

📋 病例点评

1. 患者诊断为双相Ⅱ型障碍，有轻躁狂发作史，程度轻，未引起家属重视。抑郁症状符合重性抑郁发作，2 次住院均因抑郁症状明显，符合抑郁症状标准 5 条以上。

2. 双相情感障碍在临床易被误诊为单相抑郁，且被误诊时间更长。若仅对双相情感障碍患者给予抗抑郁治疗，则会转为躁狂，增加治疗难度。正确把握双相情感障碍早期临床特征，认清单相、双相抑郁的异同点，有助于提高双相情感障碍的早期识别率和临床疗效。双相 II 型障碍平均起病年龄 25 岁左右，早于重性抑郁障碍（单相抑郁），终生发作次数比重性抑郁障碍多，心境发作的间隔期倾向于随个体年龄增长而缩短，抑郁发作更为持久和导致失能。

3. 识别轻躁狂对于双相情感障碍和抑郁症的鉴别诊断较为重要。

4. 双相情感障碍的一线药物治疗以锂盐或拉莫三嗪为主，不推荐单独使用抗抑郁药，除非抑郁症状特别严重，可考虑心境稳定剂联合抗抑郁药，但循证证据很有限。有严重自杀或精神病性症状的双相情感障碍患者可考虑采用电抽搐治疗。

5. 双相情感障碍患者使用抗抑郁药治疗有转躁风险，抗抑郁药引起的转躁将加剧快速循环，形成难治化、迁延化。混合状态为主要临床相的双相情感障碍、带有混合特质的躁狂及抑郁发作，应避免使用抗抑郁剂。

（高　红　任夏瑾　王继红）

011

双相情感障碍，目前为轻躁狂
——随时爆炸的女孩

病历摘要

患者，女，20 岁。主因"情绪高涨与低落交替 8 月余，情绪高涨、话多 3 月余"入院。

[现病史] 2018 年 4 月与同学发生争执后，自觉同学背后非议、诋毁自己，遂出现情绪低落、对原来感兴趣的事情不再热衷等表现，记忆力减退，注意力不集中，学习成绩明显下降。自觉乏力明显，多卧床，少活动。悲观厌世，有自伤行为，用利器划伤双上肢，自服安定 100 片后，被送往当地医院洗胃治疗后出院。无法正常学习，休学在家。就诊于当地某院精神科门诊，给予口服西酞普兰片 30 mg/ 日，症状好转。2018 年 9 月重回学校，成绩下降，无法专心学习，渐渐出现情绪高涨、愉悦、话多、喜欢调侃同学，对什么事情都不在乎，不发愁，易激惹，动手打同学。

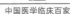

给予口服丙戊酸钠缓释片 750 mg/ 日，西酞普兰片逐渐减量为 10 mg/ 日，治疗过程中，言语量有所减少，情绪仍高涨，易激惹，自诉对于什么事情都不会放在心上。无法专心学习。为求进一步诊治，入住我科。自发病以来，食欲可，睡眠可，大小便基本正常，体重增长近 5 kg。

[既往史] 　既往体健，否认高血压、糖尿病、心脏病等慢性疾病史，否认肝炎、结核等传染病史，否认手术、外伤及输血史，否认食物过敏史。无有害及放射物接触史。

[个人史] 　生于原籍，足月顺产，自幼生长发育正常，适龄上学，成绩中等。目前读高中，母亲陪读，父亲在家工作。自觉没人理解自己，与父母关系一般，交流方式多为争吵。无烟、酒、药物等嗜好，无冶游史。病前性格急躁，脾气大，朋友较少。

[月经及生育史] 　初潮年龄 13 岁，5 ～ 6 天 /30 天，经量中等，无痛经史。未婚未育。

[家族史] 　母亲及姐姐体健，父亲 2008 年在当地医院诊断为抑郁症，平素口服抗抑郁药，效果可。

[相关检查及评估]

体格检查：体温 37.0 ℃，脉搏 72 次 / 分，呼吸 20 次 / 分，血压 110/66 mmHg。心肺未见明显异常。

神经系统检查：颅神经症（ - ），双侧感觉对称，生理反射存在，病理反射未引出。

精神状况检查：患者意识清，问答基本切题，接触合作，表情自如放松，交流过程中，有时面露微笑，满不在乎。自诉情绪好，没有什么事情需要放在心上，高考也不算什么。询问病情时，母亲在旁补充，患者生气地朝母亲吼叫，让母亲闭嘴。目前幻觉妄想未引出，定向力、自知力较完整。

辅助检查：① ERP 及听觉刺激 P300 检查示波形潜伏期正常范围，提示认知功能基本正常。② CNV 检查示相关电位波形潜伏期正常范围，关联性负变正常。③ EEG 示脑电活动未见明显异常。

　　量表评估：① SDS 标准分得 41.25 分，目前没有提示有抑郁性疾病风险。② SAS 标准分得 33.75 分，目前不存在焦虑性疾患。③ HAMA 得 14 分。④ HAMD 得 5 分。⑤ CGI 得 5 分。⑥躁狂量表得 8 分。

[治疗方案]　以稳定情绪药物治疗为主，配合心理治疗及物理治疗。①药物治疗：丙戊酸钠缓释片 500 mg/ 次（1 片），2 次 / 日，口服（早餐后、晚餐后）；碳酸锂片 0.125 mg/ 次（半片），2 次 / 日，口服。②心理治疗：家庭心理治疗，1 次 / 周。③物理治疗：经颅重复磁刺激治疗，1 次 / 日。

病例分析

　　双相情感障碍具有高发病率与高复发率的特点。患者本次入院诊断为躁狂发作，核心症状是情绪高涨，愉悦，易激惹，无法专心学习。诊断标准：①符合躁狂或抑郁发作表现；②呈发作缓解病程，抑郁与躁狂交替发作；③家族阳性史。根据该患者的临床表现与诊断标准，可明确诊断为双相情感障碍。

　　药物治疗方面，考虑到该患者门诊就诊时口服心境稳定剂和抗抑郁药有效，但不能完全控制，故主要选择用心境稳定剂丙戊酸钠缓释片和碳酸锂片以稳定情绪。

　　心理治疗方面，考虑目前患者与父母关系一般，交流方式多为争吵。其父亲患有抑郁症，药物维持，故选择家庭心理治疗，

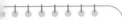

目的是促进患者与家庭成员之间的了解和正确交流，增强患者的社会支持，减少不良家庭环境对疾病康复的影响，帮助患者认识疾病并主动调控自己的心理健康问题，使患者学会正确应对生活事件，管理自己的情绪，降低复发率。

物理治疗方面，使用重复经颅磁治疗。

出院时评估：患者病情稳定，明显好转。配合医疗工作，学习、生活能够正常进行。能够自愿依从服药，患者家属积极配合治疗。

出院后注意事项：规律服药，定期门诊复诊。双相情感障碍是一类容易复发的疾病，在最初的 3 次发作，每次发作间歇期会越来越短，以后发作间歇期持续时间不再改变。该患者有家族史，治疗上相对困难。服用锂盐预防性治疗，可有效防止躁狂或双相情感障碍的复发。预防剂量因人而异，还需要按时监测血锂浓度。

📋 病例点评

1. 识别轻躁狂对鉴别双相情感障碍和抑郁症较为重要，多数患者认为其是一种正常情绪而拒绝求医求助。

2. 轻躁狂可表现为不同症状，睡眠少、动力足、精力旺，自信，工作动机增强，社会活动增多，体力活动增多，计划、想法多，不怕羞，不压抑，比平时话多，极端高兴，过度乐观，打闹、笑声多，思维快；另有患者表现旅行多，开车鲁莽，花钱多乱购物，愚蠢的商业行为或投资，好冲动、不耐心，注意力易转移，性欲增强，喝咖啡或吸烟增多，饮酒增多或吸毒等。

3. "活力或精力增加"是躁狂和轻躁狂的核心症状之一，轻躁狂发作的持续时间标准为 4 天；符合轻躁狂症状标准而病程仅有 2～3 天的患者，诊断并入"其他特定的双相相关障碍"。患者主要的心境状态可能为易激惹，而非情感高涨，关注患者的活动增加而非心境改变，这也是帮助鉴别双相情感障碍的重要环节。

（王　欣　任夏瑾　王继红）

012

双相情感障碍，目前为伴精神病性症状的抑郁发作
——忽高忽低的人生

病历摘要

患者，女，15岁。主因"情感低落与高涨交替出现伴间断凭空闻语5年，加重2月余"入院。

[现病史] 患者大约在5年前读小学时耳边间断听到议论自己的言语，声音为一女性，有时患者认为是自己的声音（不自觉说出心里所想），查找声音来源未果，集中注意力时听不到声音，自觉对于学习、生活无大的影响，未予重视；自觉常在傍晚感到情绪好，想说话，想做事情，这种状态能维持几小时。2018年8月暑期上述症状较前加重，自觉声音增多，一般为辱骂或评论自己，女性声音。情绪受影响，总是闷闷不乐，家属发现患者变得更内向，经常不高兴，患者提出找心理医师的要求，但家长未重视。10月20日就诊于当地某院精神卫生科门诊，诊断为双相情

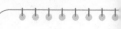

感障碍伴幻觉状态，建议住院治疗。10 月 24 日为求进一步诊治入住我院精神卫生科。患者自发病以来精神状况不佳，食欲、大小便基本正常，无冲动、攻击、自杀、自伤行为。

［既往史］　既往体健，无高热惊厥、脑外伤及脑器质性疾病史，否认肝炎、结核等传染病史，否认手术、外伤及输血史，否认食物、药物过敏史。无有害及放射物接触史。

［个人史］　生于原籍，现居于某市，未到过疫区。家中独女，自幼性格内向，不喜与人交往，目前为学生。无烟、酒、药物等嗜好，无冶游史。

［月经及生育史］　初潮年龄 13 岁，4～5 天 /30 天，末次月经时间 2018 年 10 月 5 日，经量中等，无痛经史。

［家族史］　父母体健，无与患者类似疾病，无家族遗传倾向的疾病。

［相关检查及评估］

　　体格检查：未见异常。

　　精神状况检查：意识清楚，接触较被动。衣饰整齐，年貌相符。时间、地点、人物、自我定向力完整。问话少答，回答问题基本切题。情感低落，可引出幻听，自知力基本完整。

　　量表评估：① SDS 标准分得 45 分。② SAS 标准分得 40 分。③ SCL-90 得 235 分。④ Asberg 氏抗抑郁药不良反应量表（Rating Scale for Side Effects，SERS）得 6 分。⑤ CGI 得 11 分。

［入院诊断］　双相情感障碍伴精神病性症状的抑郁发作。

［治疗方案］　给予改善情绪药物治疗，配合心理支持及物理治疗。①药物治疗：舍曲林 25 mg/ 日；丙戊酸钠缓释片 125 mg/ 次，2 次 / 日；阿立哌唑片 5 mg/ 日。②心理治疗：认知行为治疗。③物理治疗：重复经颅磁刺激治疗，1 次 / 日。

病例分析

双相情感障碍，除常见的情感障碍表现外，有些患者可存在精神病性症状，如幻觉、妄想等。因此，伴随精神病性症状的双相情感障碍患者，需要与精神分裂症进行鉴别，其并不带有精神分裂症的症状特点，如妄想荒诞离奇，多种妄想同时存在而相互矛盾，评论性、争论性的幻听内容等。

双相情感障碍所伴随的精神病症状，往往与情感体验相符合，如产生自责、自罪妄想等。对于此种患者的治疗，单独使用抗抑郁药物或抗精神病药物疗效均不理想。最常采用的方法为情感稳定剂与抗精神病药物联合使用，必要时使用抗精神病药物。合并用药时，一定要注意药物相互作用的潜在可能性。另外，电抽搐治疗的疗效可达86%，也是一种可以选择的治疗方式。另外，安非他酮对DA再摄取具有轻度抑制作用，可能导致精神病性症状的加重，因此应当避免用于伴精神病性症状的单、双相情感障碍抑郁发作患者。

病例点评

1. DSM-5中双相情感障碍包括双相Ⅰ型障碍、双相Ⅱ型障碍、环性心境障碍、物质/药物所致双相情感障碍、躯体疾病所致双相情感障碍、其他特定和未特定的双相情感障碍。双相Ⅰ型障碍需要个体一生中至少1次躁狂发作；双相Ⅱ型障碍要求个体一生中至少经历1次重性抑郁发作和1次轻躁狂发作。标注中可伴协调性精神病性症状或不协调性精神病性症状。

2. 伴精神病症状的双相情感障碍需与精神分裂症鉴别。双相情感障碍的核心症状是情绪改变，精神病症状是继发的，往往出现在情绪症状的高峰阶段，持续时间较短，经过治疗后较快消失；双相情感障碍是间歇性病程，间歇期基本正常。

3.此例患者究竟是上述何种疾病，需要详细了解5年中幻听是否持续存在，如果大多数时间存在，尤其情绪症状不明显时仍有幻听，则高度怀疑为精神分裂症诊断。

（韩晓蕾　任夏瑾　王继红）

013

中度抑郁发作，不伴躯体症状
——没有色彩的生活

病历摘要

患者，女，21岁。主因"情绪低落、易哭泣半年余"入院。

[现病史]　患者半年前因替同学上课未帮助同学完成作业，感觉到同学对自己不满而出现低落情绪；后因体育考试又与同学发生误会，虽解释清楚，但患者仍十分在意。逐渐出现情绪低落、高兴不起来，常哭泣（每周2次），逐渐加重，很难控制自己的消极情绪，精神萎靡，对生活缺乏热情。常自我否定，认为自己全是缺点和错误，一无是处，毫无价值；感到无助、对自己的痛苦无能为力、对目前处境毫无办法；认为生活和学习都前景黯淡，前途茫然，偶感到生活没有意义，没有色彩。无厌世想法，无自杀冲动等。上课注意力不集中、反应迟缓，理解力下降、学习能力也下降。每天只有吃饭时与同学简单交流，活动少，动作

缓慢，总爱躺在床上，成为学校里的"另类"，不愿继续上学。食欲差、体重下降，入睡困难（每晚需 3～4 小时入睡），轻微响声即可被惊醒，晚上常做噩梦，有早醒，醒后辗转反侧难以再次入眠，晨起精神状态不佳。无紧张、心烦，无心慌、出汗等不适症状。患者自发病以来大小便正常。未发现自杀、攻击、冲动行为。

[既往史]　既往无兴奋、话多等症状。体健，否认传染病史、手术、外伤及输血史，否认食物过敏史。无有害及放射物接触史。

[个人史]　生于原籍，现居于某市，未到过疫区。独生女，母孕期体健，无感染发热，否认服药史，足月剖宫产，混合喂养。幼年生长发育情况与正常同龄人相同，自幼随爷爷奶奶一起生活，爷爷奶奶脾气温和，教养方式宽松，从小在优越的大家庭中长大，衣食无忧；6 岁上学，成绩较好，与同学老师关系一般。初中成绩一般，对自己的学习能力认可度高，压力不大，与同学关系一般，高中时与父母爷爷奶奶一起生活，家庭关系和睦。患者平素性格内向，朋友较少、敏感，平素与人交流一般，自高中时期与朋友同学交往减少。兴趣爱好一般，无宗教信仰。目前读大二。无烟、酒、药物等嗜好，无冶游史。

[月经及生育史]　初潮年龄 12 岁，3～4 天 /30 天，经量中等，无痛经史，白带正常。未婚未育。

[家族史]　父母体健，无与患者类似疾病，无家族遗传倾向的疾病。

[相关检查及评估]

　　体格检查：体温 36.6 ℃，脉搏 90 次 / 分，呼吸 19 次 / 分，血压 108/78 mmHg，身高 164 cm，体重 50 kg。心肺腹未见异常。

　　神经系统检查：颅神经症（－），双侧感觉对称，生理反射存在，病理反射未引出。

精神状况检查：患者意识清楚，由家属陪同自行进入病房。衣着适时整齐，年貌相符，表情忧虑，常眼眶湿润，语调低平、语量少，语速慢。接触可，注意力不集中，反应迟缓，对答切题。未引出知觉障碍及感知综合障碍。未引出思维联想及内容障碍。情绪低落，自卑、无助无用感、能力下降感，悲观。无厌世想法，无自杀冲动等想法及行为。意志力略有下降，情感波动不明显。未引出情感倒错、情感幼稚。记忆力、计算力、理解力正常。常识具备。自知力完整，认为自己确实有情绪方面的问题，认为是由抑郁障碍引起，并影响了自己正常学习及生活，自己需要调整情绪。

辅助检查：①血细胞分析、尿液分析、甲状腺 7 项、性激素、肝功（酶）、肾功、离子、血脂、血清葡萄糖测定、血清酸性磷酸酶测定、心肌酶、梅毒艾滋抗体、肝炎 5 项、叶酸、维生素 B_{12} 等未见明显异常。②十二导联 ECG 示正常。③ EEG 示脑电活动为轻度异常快波增多。④头颅 CT 未见明显异常。⑤ ERP 及听觉刺激 P300 相关电位示认知功能正常。

量表评估：① SDS 标准分得 61.25 分。② SAS 标准分得 40.0 分。③ HAMD-17 得 16 分。④ HAMA 得 7 分。⑤ CGI 得 4 分，中度病情。⑥ SCL-90 得 188 分。⑦ EPQ（成人）P 评分得 34 分，L 评分得 52 分，E 评分得 31 分，N 评分得 53 分。

[初步诊断]　中度抑郁发作，不伴躯体症状。

[治疗方案]　以抗抑郁药物、情感稳定剂治疗为主，个体化治疗。①药物治疗：剂量逐步递增，尽可能采用最小有效量，使不良反应减至最少，以提高服药依从性，足量足疗程治疗。文拉法辛缓释胶囊 150 mg，1 次 / 日；拉莫三嗪片 50 mg，1 次 / 日；奥

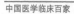

氮平 2.5 mg，1 次 / 晚。②心理治疗：认知行为治疗，2 次 / 周；团体治疗，2 次 / 周；工娱治疗，1 次 / 日。③物理治疗：重复经颅磁刺激治疗，1 次 / 日。

病例分析

抑郁障碍是指由多种原因引起的以显著和持久的抑郁症状为主要临床特征的一类心境障碍。核心症状是与处境不相称的心境低落和兴趣丧失。近年来，抑郁障碍的患病率逐年增高，其造成的疾病负担在所有精神疾病负担中的比重最大，将成为仅次于心血管疾病的第二大疾病负担。各种形式的典型发作中，患者通常表现为心境低落、兴趣和愉快感丧失，继而导致劳累感增加和活动减少的精力降低。做少量事情即觉明显的倦怠也是较常见的症状。

中度抑郁诊断需要至少 2 条典型症状 + 至少 3 条常见症状，且以是否存在明显的躯体症状而分为伴躯体症状和不伴躯体症状 2 种。该患者存在明显的心境低落、兴趣减退、精力不济 3 种典型症状，且伴有注意力不集中、自我评价低、悲观、无价值感等常见症状，且患者不存在明显的躯体症状，综上所述，考虑诊断为中度抑郁发作不伴躯体症状。

药物治疗方面，根据《中国抑郁障碍防治指南（第 2版）》选择 5- 羟色胺与去甲肾上腺素再摄取抑制剂（serotonin-norepinephrine reuptake inhibitors，SNRIs）类药物文拉法辛缓释片作为改善抑郁情绪的主要药物，抑郁症患者多存在认知方面的损伤，可辅以奥氮平片（在改善认知的同时，能作为文拉法辛缓释片的增效剂更好地发挥作用）。患者在发病过程中存在情绪不

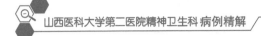
稳定的症状，可加用拉莫三嗪稳定情绪。

心理治疗方面，选择了对于抑郁障碍患者有明确疗效的认知行为治疗。该治疗可促进抑郁症患者的身心康复，提高其生活质量。有研究对该疗法成分进行拆分，发现行为和认知成分干预都改变了患者的负面想法和功能失调的归因方式。治疗起作用是通过行为激活，鼓励患者重新活跃起来，并且与可获得的强化资源建立直接接触。患者学习到应对生活压力及与负面生活相关事件的有效策略，进而了解自身的心理卫生问题、情绪症状或认知和行为的缺陷，逐渐可管理自身症状及稳定情绪，提高生活的质量，降低疾病复发率。患者为青年女性，家中独女，平素性格内向，存在较明显的人际交往压力，不擅长与同学相处，这是造成患者发病的一个诱因，通过入院后的团体心理治疗及文娱活动，让患者参与集体活动，提供一个平台，在这里学习人际交往，学习团队合作，从而为更好地改善症状及预后服务。

物理治疗方面，使用经颅重复磁刺激治疗，并选择左侧背外侧前额叶皮质区（dorsolateral prefrontal cortex，DLPFC）作为刺激区域。

出院时评估方面，严格检查未发现有残留自杀观念和自杀行为。自知力开始恢复。配合医疗护理，生活能自理（病前生活不能自理者除外）。能主动依从服药，患者家属能积极配合实施继续治疗方案。

出院后注意事项：患者需规律服药，定期门诊复诊。

病例点评

1. 患者表现为精力下降、体重减轻等躯体症状，尤其要与躯体疾病所致精力下降、体重下降相鉴别；需要进一步阐述精力下降是否影响日常生活和学习，对社会功能的影响程度，单位时间内体重下降的具体数值，社会功能的受损情况可有助于判断患者病情的严重程度。

2. 双相情感障碍平均发病年龄一般不到 30 岁，该患者在疾病过程中出现情绪不稳定表现，且用药中使用心境稳定剂拉莫三嗪，应与双相情感障碍进行鉴别诊断。

3. 在病例介绍中，患者认知功能损害证据不足，认知功能评价方面可使用经典认知评价量表，如 MMSE、抑郁性认知量表（Depressive Cognition Scale，DCS）、韦氏智力量表（Wechsler intelligence scale，WAIS）等，为进一步认知功能评价提供证据。

4.《中国抑郁障碍防治指南（第 2 版）》中指出，药物治疗的原则是强调从小剂量开始、单一用药，足剂量、足疗程，药物选择要考虑症状特点。在抑郁症急性期治疗中，A 级推荐的药物包括选择性 5- 羟色胺再摄取抑制剂（selective serotonin reuptake inhibitors，SSRIs），如氟西汀、氟伏沙明、帕罗西汀、舍曲林、艾司西酞普兰、西酞普兰；SNRIs，如米那普仑、文拉法辛、度洛西汀；去甲肾上腺素和多巴胺再摄取抑制剂（norepinephrine dopamine reuptake inhibitors，NDRIs），如安非他酮；去甲肾上腺素和特异性 5- 羟色胺再摄取抑制剂（norepinephrine and specific serotonin antidepressants，NASSAs），如米氮平。当患者伴有明显的激越，可选用具有镇静作用的抗抑郁药，如文拉法辛、帕罗西汀、曲唑酮等。

5. 在病例中提到的出院后注意事项要尽可能具体到门诊复查时间及需要检查的项目；《中国抑郁障碍防治指南（第 2 版）》指出，在巩固治疗期患者复发的风险很高，原则上使用在急性期

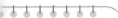
治疗有效的药物，且治疗剂量不变，继续足剂量维持治疗；在预防复发方面，务必使患者及家属认识到全病程治疗的重要性及院外坚持心理治疗的必要性。在心理治疗方面，要根据患者情况，选择适宜的心理治疗技术。

参考文献

1. 牛雅娟 .《中国抑郁障碍防治指南》药物治疗解读 . 临床药物治疗杂志，2018，16（5）：6-8.

2. 郝伟，陆林 . 精神病学 . 8 版 . 北京：人民卫生出版社，2018：105.

3. 世界卫生组织 . ICD-10精神与行为障碍分类 . 范肖冬，译 . 北京：人民卫生出版社，1993：97-99.

4. 漆靖，方政华 . 认知行为治疗对抑郁症住院患者的疗效 . 现代诊断与治疗，2014，25（15）：3533-3534.

5. GORTNER E T, GOLLAN J K, DOBSON K S, et al. Cognitive-behavioral treatment for depression: relapse prevention. J Consult Clin Psychol, 1998, 66（2）：377-384.

6. ACOBSON N S, DOBSON K S, TRUAX P A, et al. A component analysis of cognitive-behavioral treatment for depression. J Consult Clin Psychol, 1996, 64（2）：295.

（雷 蕾 王 欣 田 峰 余文婷）

笔记

014
复发性抑郁障碍
——受伤的母亲

病历摘要

患者，女，64岁。主因"间断情绪差、睡眠差伴全身疼痛13年，加重2月余"入院。

[现病史]　患者13年前因无力承受家庭琐事、觉心理压力大，遂出现情绪差，无法高兴，兴趣缺失。易疲乏，出门活动少许时间即感到体力不支，活动明显较前减少。入睡困难，每晚需3～4小时入睡，睡眠浅，轻微响声即可被惊醒，有早醒，睡眠持续1～2小时即醒，醒后难以再次入眠。后自觉浑身乏力、疼痛（酸胀感、憋胀感）且深入体内，无法描述具体为肌肉或骨骼疼痛，皮肤有烧灼感。以上症状明显影响患者日常生活，遂就诊于当地某医院，诊断为神经官能症，具体治疗方案不详，效果差。后全身疼痛、乏力明显加重，无法正常行走。情绪低落明显

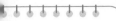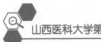
加重，自觉拖累家属，活着没意思，有明显的无用、无望感。反复就诊于多家医院，行多项检查未见异常，服用多种药物无明显效果。于当地中医诊所坚持服用中药十余副后（约2周），症状完全消失。患者情绪稳定，睡眠好，可正常生活，做家务。

7年前因家事再次出现情绪低落、入睡困难，全身疼痛，服用相同中药效果差。后于当地煤炭医院被诊断为神经衰弱，具体治疗方案不详，持续服药2周后症状完全消失。

4年前因家事再次出现以上症状，于当地煤炭医院行相同治疗，服用同种药物后效果差。遂再次就诊于当地另一医院，具体治疗方案不详，坚持服药1个月后，症状完全消失。

2个月前因家事第4次出现以上症状，程度较前明显加重，情绪差，入睡困难，自觉72小时无法入睡。全身疼痛难忍，并伴有明显的酸困感，头晕，像被绳子紧紧捆着；颈部酸胀，无法支撑头部重量，抬不起头来；双眼视物模糊，手心发烫，自诉每天几乎没有舒服的时候。症状严重影响患者日常生活，无法做家务，不愿与人交流，不想外出活动。患者4次均为冬天发作，发作间期症状完全消失，情绪稳定，睡眠好，可正常生活做家务，但未出现精力旺盛，情绪高涨症状等。

1周前患者就诊于我科门诊，诊断为抑郁障碍，给予文拉法辛缓释胶囊75 mg/次、1次/日，坦度罗酮10 mg/次、3次/日，右佐匹克隆片3 mg/次、1次/晚，服药后自觉情绪、睡眠稍有改善，夜间可入睡3～5小时，但药物不良反应强烈，自觉服药后导致胃部明显不适。

[既往史]　2017年测血压140～150/80～90 mmHg，未予明确诊断，未予特殊处理；余无特殊。无有害及放射物接触史。

[个人史]　生于原籍，现居于某市，未到过疫区。胞四行四，

母孕期体健，否认感染、发热史，否认服药史。足月顺产，否认产伤窒息史。幼年生长发育与正常同龄人相同。自幼跟随父母及兄弟姐妹一起生活，父母皆为农民，性格内向，教养方式简单，未上学，不识字。18 岁经人介绍后结婚，夫妻感情一般，育有 3 女 1 子。患者对儿子过分宠爱，其子中专毕业后拒绝上班，打架斗殴并参与赌博。患者病前性格内向、要强、不善交往、朋友少，否认特殊兴趣爱好，否认烟、酒、药物等不良嗜好，否认其他精神活性物质滥用史，无冶游史。

[月经及生育史]　初潮年龄 17 岁，4 ～ 5 天 /30 天，经量多，无痛经史，白带正常，闭经年龄 52 岁。妊娠 6 次，分娩 4 次，正常足月顺产 4 胎，流产 2 次，无绝育。

[家族史]　父母均于 1999 年突然离世，具体原因不详，可能为心脏问题。兄弟姐妹及子女均体健，无与患者类似疾病，无家族遗传倾向的疾病。

[相关检查及评估]

体格检查：未见异常。

精神状况检查：患者由家属陪同步入病房，衣着适时整齐，年貌相符，表情愁苦，反复叹气。语音低、语量少，语速慢。神清，接触可，注意力集中，对答切题。定向力完整。可引出感觉障碍（存在感觉增强，对温度敏感，觉忽冷忽热，警觉性增高，对声音敏感，入睡后轻微声音即可惊醒），未引出明显的感觉减退，可引出明显的内感性不适。未引出知觉障碍及感知综合障碍。未引出思维联想及内容障碍。可引出明显的情绪低落，情感波动不明显，未引出情感倒错、情感幼稚。意志行为无明显减退。记忆力、计算力、理解力正常。常识具备。自知力大部分存在，认为自己确实有情绪方面的问题，但坚持全身症状导致了自己情绪与睡眠的问题，不认为是由抑郁障碍引起。

量表评估：① SDS 标准分得 74 分，目前存在重度的抑郁。② SAS 标准分得 71 分，目前存在重度的焦虑。③ HAMD-17 得 29 分，严重抑郁症。④ HAMA 得 30 分，可能有严重焦虑。

[治疗方案]　以抗抑郁药物治疗为主，配合心理治疗及物理治疗。①药物治疗：文拉法辛缓释片 75 ～ 225 mg，与早餐同服；奥沙西泮 7.5 mg/ 次，2 次 / 日；右佐匹克隆 3 mg，睡前。②心理治疗：认知行为治疗，2 次 / 周。③物理治疗：重复经颅磁刺激治疗，1 次 / 日。

病例分析

复发性抑郁障碍，一般初次发作晚于双相情感障碍，平均起病年龄为 40 ～ 49 岁。每次发作同样持续 3 ～ 12 个月，但复发频率低些，发作间期一般缓解完全。本例患者初次起病年龄为 51 岁，此次为第 4 次起病，发作间期大于 6 个月，且发作间期可以完全缓解，社会功能恢复。故可以明确诊断为复发性抑郁障碍。

药物选择方面，考虑到患者既往曾服用足量 SSRIs 类药物效果差，除存在明显的抑郁症状外，还存在明显的焦虑症状及躯体不适，故根据《中国抑郁障碍防治指南（第 2 版）》，选择 SNRIs 类药物文拉法辛缓释片作为抗抑郁、抗焦虑的主要药物，考虑到文拉法辛缓释片起效需要一定的时间，同时选择 BZDs 药物奥沙西泮片作为快速抗焦虑药物。患者存在睡眠障碍，主要为入睡困难，给予右佐匹克隆片。

心理治疗方面，选择了对于抑郁障碍患者有明确疗效的认知行为治疗。有效的认知行为治疗可促进抑郁症患者的身心康复，提高其生活质量。

物理治疗方面，使用经颅重复磁刺激治疗，DLPFC 作为刺激区域。

出院时评估方面，检查未发现有残留自杀观念和自杀行为。自知力开始恢复。配合医疗护理，生活能自理（病前生活不能自理者除外）。能主动依从服药，患者家属能积极配合实施继续治疗方案。

出院后注意事项：患者需规律服药，定期门诊复诊。根据指南要求，患者为第 4 次发作，可能需要终身服药，需要与患者做好沟通，使患者具备良好的依从性。

病例点评

1. 患者为 64 岁女性，对其入院检查应更加详细，如 ECG、CT、血常规、肝肾功、相应的心理量表等，全面的实验室检查及影像学检查，能更好地排除躯体疾病所致精神障碍。

2. 关于诊断问题的几点思考：①患者性格内向，要强，不善交往，朋友少，躯体症状严重，需要明确患者是否存在述情障碍。述情障碍，也称为情感难言症，主要是指个人对自身的情绪体验，如喜悦、愤怒、悲伤等，缺乏相应的识别和描述的能力，很难将躯体感觉与情绪体验进行区分；存在想象活动或白日梦减少；既缺乏对内心世界的关注，又拘泥于外界事物的方方面面。有文献表明，性格内向的个体，其述情障碍的程度更加严重，更难以描述自己的情感。②躯体形式障碍是以躯体症状为主诉的神经症状，情绪量表的测评往往能发现患者伴有焦虑、抑郁症状。该患者躯体症状明显，需通过全面的病史询问，判断情绪问题与躯体不适出现的主次及出现先后顺序来进行鉴别诊断。③需要明确患者是否存在焦虑、抑郁共病情况，两者常共同出现，抑郁障碍以"情感低落"为核心表现，而焦虑障碍的主要特点是"害怕、恐惧、担心"，抑郁障碍患者和焦虑障碍患者都会有躯体不安、睡眠紊乱和疲劳等症状，临床工作中需根据症状的主次及其出现的先后顺序来进行鉴别。

3.《中国抑郁障碍防治指南（第2版）》指出，老年抑郁症患者治疗首选SSRIs，如舍曲林、艾司西酞普兰和西酞普兰等，其抗胆碱能及心血管系统不良反应轻微。SNRIs中，度洛西汀和文拉法辛适用于老年患者，但要关注血压的变化。患者曾出现过高血压情况，使用文拉法辛需考虑其对血压的影响，应对患者血压进行检测，或选择对血压影响更小的药物；对于难治性抑郁的患者，可以附加锂盐、非典型抗精神病药或三碘甲状腺原氨酸等作为增效治疗。

4. 有文献表明，老年抑郁症的发病常与社会心理因素有关，在探讨认知行为治疗对老年抑郁症患者生活质量的影响中，支持性的心理干预可有效改善老年抑郁患者的生活质量和生活满意度。患者为老年女性，其病情与生活事件有较大关系，建议考虑使用支持性心理治疗、家庭治疗；对内向型性格的患者进行心理治疗时，心理治疗师可能更需要帮助其认识自己的内心体验，以及学会表达自身的情感。

参考文献

1. 吴限亮，贾艳滨，孟宪璋. 抑郁症患者述情障碍与精神症状和个性特征的相关性.

暨南大学学报（自然科学与医学版），2013，34（2）：202-206.

2. 薛芬，彭正午，张华，等. 重复经颅磁刺激结合帕罗西汀治疗躯体形式障碍疗效

观察 . 精神医学杂志，2012，25（6）：414-416.

3. 牛雅娟 .《中国抑郁障碍防治指南》药物治疗解读 . 临床药物治疗杂志，2018，16（5）：6-8.

4. 刘迎丽，王晓光 . 支持性心理疗法在老年抑郁症患者中的应用效果及对生活质量的影响 . 中国实用神经疾病杂志，2015，18（9）：1-3.

（任夏瑾　王　欣　田　峰　余文婷）

015

惊恐障碍
——有"心脏病"的老爷子

📋 病历摘要

患者，男，63 岁。主因"紧张、担心 10 年，加重 1 月余"入院。

[现病史] 患者 10 年前饮酒后出现心慌、胸痛，伴胸闷不适，自行舌下含服速效救心丸后症状不缓解，就诊于某院急诊，完善相关检查，结果回报未见明显异常，近 10 年无类似发作。2018 年 7 月 21 日再次出现心慌、胸口疼、胸闷，四肢冰冷、鼻子发热，伴濒死感，自行舌下含服速效救心丸无明显缓解，就诊于某院急诊，行急诊冠脉造影回报冠状动脉未见明显异常，后转至心内科，诊断为心律不齐，予曲美他嗪片 20 mg/ 次、3 次 / 日、口服，单硝酸异山梨酯片 20 mg/ 次、2 次 / 日、口服，症状缓解不明显，后自行停药。近 1 个月频繁出现以上症状，因惧怕发作而

不敢剧烈运动、不敢外出，并出现情绪低落、烦躁，兴趣缺失，不愿与人交流，不敢单独在家，反复检查手机电量及信号，怕发病时无法及时联系家属和医院。现为进一步诊治，入住我科。患者自发病以来，患者精神、食欲尚可，睡眠欠佳，大小便正常，体重无明显变化。

[既往史]　高血压 10 余年，血压最高 160/102 mmHg，平素口服尼福达 20 mg/ 日降压治疗，血压控制尚可；余无特殊。无有害及放射物接触史。

[个人史]　生于原籍，现居于某市，未到过疫区。胞三行二，母孕期体健，否认感染、发热史，否认服药史。足月顺产，否认产伤窒息史。幼年生长发育与正常同龄人相同。自幼跟随父母及兄弟姐妹一起生活，父母皆为工人，性格内向，教养方式简单。患者初中毕业，学习成绩一般。18 岁接替父亲工作，23 岁与同事结婚，夫妻感情可，育有 1 女 1 子。病前性格外向、要强、脾气暴躁。否认特殊兴趣爱好，否认其他精神活性物质滥用史，无烟、酒、药物等嗜好，无冶游史。

[家族史]　父亲及兄长均于 63 岁因心脏问题去世，母亲健在。子女均体健，无与患者类似疾病，无家族遗传倾向的疾病。

[相关检查及评估]

体格检查：未见异常。

精神状况检查：患者由家属陪同步入病房，衣着适时整齐，年貌相符，表情焦虑。语音、语量、语速正常。神清，接触合作，注意力不易集中，对答切题。定向力完整。未引出感觉障碍，未引出知觉障碍及感知综合障碍。未引出思维联想及内容障碍。可引出明显的情绪烦躁，紧张，害怕。情感波动明显，情感不稳，遇事容易激动、发脾气。未引出情感倒错、情感幼稚。

意志行为无明显减退。无冲动行为，无自伤、自杀行为，生活被动，个人生活可料理。记忆力、计算力、理解力正常。常识具备。自知力完整。

辅助检查：EEG 检查示脑电活动为轻度异常，建议进一步检查。

量表评估：① HAMD 得 14 分，可能存在抑郁情绪。② HAMA 得 30 分，可能有严重焦虑。

[治疗方案]　以药物治疗为主，配合心理治疗及物理治疗。①药物治疗：帕罗西汀片 40 mg，早餐后；奥沙西泮 15 mg/次，2 次/日；硝苯地平缓释片 20 mg/次，1 次/日。②心理治疗：2 次/周。③物理治疗：重复经颅磁刺激治疗，1 次/日。

📋 病例分析

惊恐障碍（panic disorder，PD）又称为急性焦虑障碍。女性患病率高于男性，青少年晚期及中年期是发病的高峰期。其是发作突然、不可预测、反复出现的一种强烈的惊恐体验，严重者可伴有濒死感。症状持续 5 ～ 20 分钟自行缓解，一般不超过 1 小时。惊恐发作时一般没有明显的诱因，患者突然感到紧张、恐惧，有失控感或大难临头感，同时伴有身体紧张、发抖、不能放松、坐立不安、多汗、胸闷、呼吸困难、心动过速等自主神经功能紊乱的症状。在发作间歇期患者无不适感，但是存在预期焦虑，担心症状再次发作。有些患者可出现回避行为，即对某些可能引起惊恐发作的场所或处境（广场、学习或工作等）的回避。以胸闷、胸痛、呼吸困难为主要症状的患者需要注意与心脏疾病相鉴别，可行 ECG、心肌酶等检查排除心脏疾病。

根据该患者的症状、病程、发作形式、发作时的客观环境、不可预测性及临床检查结果可明确诊断为 PD。治疗方面，根据《中国焦虑障碍防治指南》，选择 SSRIs 类药物帕罗西汀片作为抗焦虑的主要药物，同时考虑到帕罗西汀片起效通常需要 2～3 周的时间，故同时选择 BZDs 药物奥沙西泮片进行快速抗焦虑治疗，且有一定的助眠作用。BZDs 药物要避免长期使用，待患者焦虑情绪得到一定控制时即可渐停奥沙西泮片，继续给予原有降压药物治疗。心理治疗选择认知行为治疗（如系统脱敏疗法、冲击疗法等）。该患者的父亲及兄长均于 63 岁时去世，患者发病年龄也为 63 岁，通过认知重构的技术减轻患者的担心。为了减少复发，药物治疗时间至少为 1 年。给家属及患者进行健康宣教，让家属通过对疾病的认识给予患者更多的理解和支持，使患者依从性更好，遵循医嘱规律服药。定期门诊复查，主治医师根据患者具体情况调整治疗方案。

病例点评

　　1. 在 PD 的鉴别诊断中，需注意：①心血管疾病，对于胸闷、胸痛、呼吸不畅、恐惧的患者首先需进行 ECG 和心肌酶学检查，以排除心血管事件。二尖瓣脱垂也可通过相应的辅助检查予以排除。②其他躯体疾病导致的惊恐发作，如甲状腺功能亢进、癫痫、短暂性脑缺血发作、低血糖、嗜铬细胞瘤等均可出现惊恐发作，应详细询问相关病史并进行相应实验室和功能检查予以鉴别。③药物使用或精神活性物质滥用或戒断，某些药物，如哌甲酯、甲状腺素、类固醇、茶碱、SSRIs/SNRIs 等可导致惊恐发作；精神活性物质，如酒、苯丙胺、可卡因的使用及戒断，以及 BZDs 药物的戒断也可导致惊恐发作。详细的病史可以帮助确定个体是否在物质使用之前已有惊恐发作。④其他精神障碍，如社交焦虑障碍和特定的恐惧障碍均可出现惊恐发作，惊恐可继发于抑郁障碍，如果同时符合抑郁障碍的诊断标准，不应把 PD 作为主要诊断。

2. 在 PD 药物治疗方面，美国食品药品监督管理局（Food and Drug Administration，FDA）批准药物有帕罗西汀、阿普唑仑、氯硝西泮、氟西汀、舍曲林、文拉法辛缓释剂和艾司西酞普兰；中国 FDA 批准的药物有帕罗西汀、氯米帕明、艾司西酞普兰。在临床实践中，大多数医师会根据患者具体的临床表现选择抗抑郁药物，但不建议患者长期接受 BZDs 药物治疗。

3. PD 患者适合于药物心理联合治疗或单一心理治疗（主要为认知行为治疗）。系统脱敏疗法是由美国学者沃尔帕创立和发展的，其主要是诱导患者缓慢地暴露在导致神经症焦虑、恐惧的情境之中，通过心理的放松状态来对抗这种不良情绪，从而达到消除焦虑或恐惧的目的。在系统脱敏法的使用过程中，要注意以下几个方面：①树立患者治疗的信心，保证患者积极配合、全程治疗；②出现刺激源时，要求患者不出现回避行为或意向；③要与患者对每次治疗进行讨论，对正确的行为加以赞扬，以强化患者的适应性行为。冲击疗法是将来访者置于能引起极大恐惧的刺激情境中，意图物极必反，从而达到消除恐怖情绪的目的。冲击疗法可用于治疗强迫症、抑郁症、恐惧症和精神分裂症等患者。但是对于体质虚弱，有高血压、心脏病等疾病，或者心理承受能力低的人，应该慎用。在心理治疗方法的使用上，要根据患者的病情、性格特征、文化水平、生活处境等方面选择合适的心理治疗方法。

4.硝苯地平缓释片（尼福达）属于钙离子拮抗剂，具有降血压、缓解心绞痛的作用。其在循环系统方面常见不良反应有偶尔出现血压下降、胸部疼痛、头痛、下肢浮肿、脸红、心悸等。该患者高血压史 10 余年，一直服用尼福达来控制血压，需详细询问服药时间与其心悸、胸痛等症状出现的先后顺序，与药物不良反应所致的胸部不适相鉴别。

5.基于心理社会相关因素，精神分析学派认为惊恐发作时个体害怕潜意识的冲动影响现实生活；行为主义理论认为 PD 与生活中创伤性事件形成的条件相联系，但多数患者不能找到相关的创伤性事件。在本病例中，患者父亲及兄长均于 63 岁因心脏问题去世，目前患者 63 岁且常感心悸、胸痛，此事件可以在认知行为治疗中进行认知重建，来缓解患者的焦虑情绪。

参考文献

1.郝伟，陆林.精神病学.8 版.北京：人民卫生出版社，2018：135.

2.胡佩诚.心理治疗.2 版.北京：人民卫生出版社，2013：111-114.

（任夏瑾　毛丽娟　田　峰　余文婷）

016
强迫性障碍
——怕脏的女孩

📋 病历摘要

患者，女，19岁。主因"反复洗手，怕脏，思维怪异3月余"入院。

[现病史] 3个月前，因同学坐其座位，感觉同学把病传染给了自己，开始感到恶心、厌恶，每天洗手，扔自己的衣服。反复洗手，有时长达4小时，1天要用完一瓶洗手液。东西掉到地上就必须扔掉，不能捡，否则会传染"捡"字，认为如果捡起来会反复想到捡东西这件事，在与别人交流时"捡"这个字就会反复出现，觉得不好。不能靠墙，在路上走在中间，绕过垃圾桶，怕被传染脏东西。如果碰过垃圾不洗手就碰衣服或床单，会觉得衣服、床都变成了垃圾，洗手的同时会数数，要数到固定的数才可以。伴哭泣，有罪恶感，不愿进食，表示进食时会想到不好的事

情，然后想到不好的字，会一直想，很痛苦。看到一些人，会产生不好的记忆和一些不好的词，这些记忆或词会进入自己的血液里，在与别人交流时，这种记忆或词就会传染给别人。为此痛苦、烦恼，认为自己出了问题。社会功能明显减退，不能正常学习生活，考试成绩明显下降。为求进一步诊治，入住我科。自发病以来，食欲、睡眠差，大小便基本正常。

[既往史]　既往体健，否认高血压、糖尿病、心脏病等慢性疾病史，否认肝炎、结核等传染病史，否认手术、外伤及输血史，否认食物过敏史。无有害及放射物接触史。

[个人史]　生于原籍，未到过疫区。足月顺产，自幼生长发育正常，适龄上学，成绩中等。性格内向，人际关系一般，在学校里朋友较少，发病当年考入一所大学中文专业。学习成绩一般。无烟、酒、药物等嗜好，无冶游史。病前性格内向。

[月经及生育史]　初潮年龄 15 岁，4 ～ 5 天 /30 天，经量中等，无痛经史。未婚未育。

[家族史]　父母及妹妹均体健，无与患者类似疾病，无家族遗传倾向的疾病。

[相关检查及评估]

体格检查：体温 36.2 ℃，脉搏 77 次 / 分，呼吸 20 次 / 分，血压 115/75 mmHg。心肺未见明显异常。

神经系统检查：颅神经症（－），双侧感觉对称，生理反射存在，病理反射未引出。

精神状况检查：患者意识清，问话少答，基本切题，接触被动，表情时而呆板，时而痛苦，哭泣。语音低，语量少，端坐一个姿势不动，不与人目光接触，双手拢于袖中，害怕被传染，诉说病史时，断断续续，逻辑差，内容怪异。面谈过程中突然流泪，不肯用别人的纸巾，问其原因，诉有罪恶感，原因不愿说。自觉痛苦难过。嘱其说 10 种水果，必须自己想到 10 种，想不到不会停止，别人想出的不可代替。未引出明显的自杀、自伤行为，未引出明显的攻击行为。

辅助检查：ECG 示窦性心律，心电轴不偏，正常范围。

量表评估：①HAMA 得 24 分，可能为明显焦虑。②HAMD 得 37 分，可能为重度抑郁。③耶鲁布朗强迫量表（Yale-Brown Obsessive Compulsive Scale，Y-BOCS）得 30 分。④CGI 得 5 分。⑤自杀风险评估得 7 分。⑥攻击风险评估得 0 分。

［治疗方案］ 以改善强迫症状药物治疗为主，配合心理治疗及物理治疗。①药物治疗：利培酮口服液 2 mL（早餐后）、1 mL（午餐后）、1 mL（晚餐后），口服；舍曲林片 150 mg，1 次 / 日，口服（早餐后）；奥沙西泮片 7.5 mg/ 次，3 次 / 日，口服。②心理治疗：暴露治疗、森田疗法、行为干预治疗及个人精神分析治疗。③物理治疗：经颅重复磁刺激治疗，1 次 / 日。

病例分析

强迫性障碍（obsessive-compulsive disorder，OCD）是一组以强迫观念和（或）强迫行为为主要临床表现的精神疾病。患者大脑中反复闯入一些思想，反复怀疑自己所做的事情对与否，反复回忆自己曾经经历过的事情、说过的话，反复检查、洗涤、计数，或做一些仪式性的动作等。患者知道这些想法和行为是没有必要的、不合理的，甚至对这些想法和行为感到厌恶，试图通过一些方法来抵制，但效果甚微，无法控制。如果未按照自己的想法去做或行为被打断，患者会感到痛苦、紧张。有时也会出现回避行为，尽量避免接触会引起强迫思维和强迫行为的人、事及环境。严重时影响社会功能。OCD 患者发病年龄较早，约 2/3 的患者在 25 岁之前发病，且病程迁延，对患者、家庭及社会带来沉重负担，越来越受到大家的关注。其发病与遗传、神经生物因素及社会心理因素有关，许多研究提示首次发病时患者常遭受过一些不良生活事件，如家庭关系不和睦、人际关系紧张、学习工作压力大等。

本例患者存在强迫思维，如同学的疾病传染给了自己，一些不好的词会进入自己的记忆里、血液里，在与别人交流时会传染给别人；强迫行为，如反复洗手，洗手时要数到固定的数值，有时长达 4 小时；并且存在回避行为，走路时绕过垃圾桶。患者认为自己出了问题，感到痛苦、哭泣，甚至有罪恶感，不能坚持上学。OCD 诊断明确。

治疗方面采用药物治疗＋心理治疗＋物理治疗。该患者存在罪恶感，应注意防自杀，确保人身安全。SSRIs 是目前治疗强迫性障碍的一线药物，要足量、足疗程治疗，以减少复发，如果单一用药效果不佳时可以考虑联合少量非典型抗精神病药物，起到增加疗效的作用，患者目前焦虑较明显，可短时间合并奥沙西泮片抗焦虑治疗。心理治疗时心理治疗师通过与患者建立良好的医患关系，倾听患者，帮助其发现内心的矛盾冲突，分析问题、解决问题，增加其适应环境的能力，一般采用认知行为治疗，如暴露疗法等。物理治疗可采用经颅磁刺激，严重者可使用无痛电抽搐治疗。预防很关键，我们要保持良好的心态，和谐的生活环境，做事情不过分苛求等。

病例点评

1. 现病史提到患者食欲差，但是没有进一步询问食欲差是否导致体重下降。体重下降的严重程度可能会提示病情的严重程度及治疗难度；或者考虑某些有抑郁情绪的患者会出现体重下降。

2. 现病史"3 个月前，因同学坐其座位，感觉同学的病传染给了自己，开始感到恶心、厌恶，每天洗手，扔自己的衣服"。很可能这只是患者强迫症的诱发因素，我们还应该注意其潜在因素，如生物学因素和心理学因素。该患者只做了常规检查和神经系统检查，建议加上免疫系统和内分泌系统检查。心理学因素方面，有研究显示强迫症的发生与个体的应对方式和家庭环境因素这 2 个方面具有密切关联，积极应对的方式、家庭成员亲密度高，以及合理的情感表达有助于减少强迫症的发生；反之家庭内部的高矛盾性会促使强迫症的发生。所以，此案例个人史中应对患者的家庭环境、父母关系、父母教养方式进行详细问询。此外，有学者在研究中对强迫症与强迫人格的关系具体阐明，并提示强迫症患者有抑郁情绪，如缺乏自信、焦虑、紧张、自卑、自责、不安全、追求完美、敏感多疑、强迫观念等，与强迫人格突出表现不安全感、不完善感、小心多疑、尽善尽美、优柔寡断，既严于律己又苛求别人，做事一丝不苟，难得通融等的观点一致表明，强迫症患者人格特征除了强迫人格外，常共患其他类型的人格障碍。有文献指出强迫症不伴人格障碍是少见的亚型，绝大部分临床病例共患人格障碍，最常见的为强迫型、回避型和偏执型人格障碍。所以在辅助检查方面建议加人格测试量表，如 EPQ、明尼苏达多项人格测验（Minnesota Multiphasic Personality Inventory，MMPI）。

3. 辅助检查中建议采用 Y-BOCS 评估患者强迫障碍的严重程度及治疗效果。①国内的一项研究表明强迫症和抑郁共病发生率为 31.3%，共患抑郁的强迫症患者有更严重和更广泛的强迫症状、焦虑和抑郁症状。该患者主诉"哭泣，有罪恶感"，伴有焦虑、自卑、自责抑郁情绪；HAMD 得 37 分，可能为重度抑郁，自杀风险评估示 7 分，所以诊断时需要与抑郁症鉴别诊断。②药物治疗方面，医师采用叶酸片和甲钴胺片的依据不足，叶酸片适应证为：各种原因引起的叶酸缺乏及叶酸缺乏所致的巨幼红细胞贫血；妊娠期、哺乳期妇女预防给药；慢性溶血性贫血所致的叶酸缺乏；甲钴胺片适应证是周围神经病变。但该患者体格检查中没有这两条项目的检查结果。③心理治疗方法还可以采用暴露治疗、反应预防、思维阻断法和森田疗法。

参考文献

1. 王国强，张亚林，杨世昌 . 强迫症病因病机的临床辨证思考 . 临床身心疾病杂志，2006，12（1）：67-69.

2. 鲁春 . 强迫症病因研究进展 . 现代医药卫生，2010，26（8）：1175-1176.

3. 赵伟，刘桂萍，张华，等 . 大学生强迫症与应对方式、家庭环境及父母教养方式关系的研究 . 中国全科医学，2012，15（4B）：1238-1240.

4. 张迎黎，张红梅，张建宏 . 强迫症共病抑郁的临床特征研究 . 现代预防医学，2012，39（8）：2110-2112.

（王　欣　毛丽娟　田　峰　王珊珊）

017

广泛性焦虑障碍
——自觉患重病的女性

病历摘要

患者，女，59岁。主因"恐惧、紧张、心烦伴躯体不适2年，加重3月余"入院。

[现病史] 2年前因带状疱疹在当地医院输液治疗后，出现莫名恐惧、紧张，全身不适（主要表现为全身酸困、疼痛、麻，呈游走性，自觉像虫子在咬自己），心烦。躯体症状好转后，心烦不适有所改善。2017年3月就诊于当地某院神经内科，诊断为神经官能症，治疗后症状未见明显改善。2018年1月症状加重，心烦、紧张、惶恐、坐立不安，胸憋、胸痛（自觉双乳憋胀、疼痛），行钼靶检测，均未见明显。严重时出现心慌、出汗、手抖症状。就诊于当地某院心内科，行各项检查，均未见明显异常。为求进一步诊治，入住我科。自发病以来，食欲可，睡眠欠佳，

大小便正常，体重未见明显改变。

［既往史］　高血压 10 余年，最高达 170 ～ 180/70 mmHg，服用左氨氯地平片 1 片 / 日，替米沙坦片 2 片 / 日，血压控制可；糖尿病 1 年，口服西格列汀片 1 片 / 日，二甲双胍片 3 片 / 日，血糖控制可；2018 年 1 月就诊于当地某院心内科，诊断为甲状腺功能减退症，口服左甲状腺苏钠片 1/4 片。否认肝炎、结核等传染病史，否认手术、外伤及输血史，否认药物、食物过敏史。无有害及放射物接触史。

［个人史］　生于原籍，现居于某市，未到过疫区。一直没有工作，在家中料理家务。病前性格急躁、要强。无烟、酒、药物等嗜好，无冶游史。

［月经及生育史］　初潮年龄 13 岁，4 ～ 5 天 /30 天，经量中等，无痛经史，白带正常，闭经年龄 55 岁。妊娠 2 次，正常足月产 2 胎，现存子女 2 人。

［家族史］　父亲已故，母亲、兄弟姐妹 4 人及子女均体健，无与患者类似疾病，无家族遗传倾向的疾病。

［相关检查及评估］

　　体格检查：未见异常。

　　精神状况检查：意识清楚，问答切题，心烦不适，惶恐不安，接触合作，显紧张，诉说病情时双眉紧皱，自诉躯体不适，心烦意乱。幻觉妄想未引出。定向力、自知力完整。未引出明显的自杀行为，未引出明显攻击行为。

　　量表评估：① HAMA 得 16 分。② HAMD 得 26 分。③ EPQ（成人）P 评分 0 分，状况 34 分；L 评分 16 分，状况 54 分；E 评分 12 分，状况 56 分；N 评分 17 分，状况 59 分。

［入院诊断］　广泛性焦虑障碍。

[治疗方案]　以抗焦虑类药物联合物理方法，心理治疗等。
①药物治疗：帕罗西汀片 10 mg/ 日，奥沙西泮片 22.5 mg/ 日。
②心理治疗：认知行为治疗。③物理治疗：重复经颅磁刺激治疗，1 次 / 日。

病例分析

　　广泛性焦虑障碍是一种慢性的、过分的、自我不可控制的担忧状态，最主要的表现是过度担心。有些患者是对未来可能发生的事情过度紧张和焦虑，常感紧张不安，与现实处境不相称；有些患者没有明确的担心对象，自觉"心总是悬着""内心不踏实"。此类患者常伴有自主神经功能紊乱的症状，肌肉紧张及运动性不安。患者为此痛苦，影响社会功能，常以自主神经功能障碍症状就诊。此病应注意与甲状腺功能亢进相鉴别，甲状腺功能亢进的患者亦可出现心动过速、皮肤潮红、多汗、肢体颤抖等自主神经功能紊乱的症状，可行甲状腺功能检查排除此病。

　　该患者病程 2 年余，症状渐加重，主要症状为莫名恐惧、紧张，全身不适，心烦，坐立不安等精神性和躯体性焦虑的表现，严重时可出现自主神经功能紊乱的症状胸憋、胸痛、心慌、出汗等，同时伴内感性不适，自觉像虫子在咬自己。患者 2018 年 1 月焦虑症状加重，诊断甲状腺功能减退症，服用左甲状腺素钠片 1/4 片，与此同时焦虑症状加重，我们应进一步明确服用左甲状腺素钠片与焦虑症状加重在时间上的先后顺序，从而排除药源性焦虑的可能。可明确诊断为广泛性焦虑障碍。治疗方面我们可以选择药物治疗 + 心理治疗 + 物理治疗的联合治疗手段。根据

《中国焦虑障碍防治指南》，可以选择 SSRIs 和 SNRIs 两类药物治疗，如帕罗西汀、西酞普兰、度洛西汀等。另外 5-HT1A 受体部分激动剂如丁螺环酮、坦度螺酮通过激动海马和杏仁核突触后膜 5-HT1A 受体，增强 GABA 功能，起到抗焦虑的作用，但是这类药物起效较慢，没有依赖性。急性期焦虑的治疗可以合并 BZDs 药物，这类药物起效快，容易依赖，注意把握撤药时机及撤药方法。继续降压、降糖及补充甲状腺素治疗，在治疗过程中注意监测血压、血糖及甲状腺功能。心理治疗方面，可以采用音乐治疗、松弛治疗等方法缓解患者的焦虑情绪，通过认知治疗帮助患者改变不良认知，并进行正确的认知重建。注重健康宣教，增加患者的依从性，鼓励患者进行有氧体育运动，预防疾病复发。

📋 病例点评

1. 该患者属于老年人群体，既往患有高血压 10 余年、糖尿病 1 年。患者主诉紧张、心烦伴躯体不适，HAMD 得 26 分，可能有中度抑郁，有文献资料表明抑郁症是一种非常多见的精神障碍，且与慢性躯体疾病存在互相影响关系，常有共病的情况存在，不仅许多慢性疾病能导致抑郁症，而且抑郁症也可以在某些慢性躯体疾病之前出现，故识别率较低。并且有研究显示，抑郁症在患糖尿病、高血压、冠心病和心力衰竭等疾病的患者中的患病率是普通人群的 2 倍，且在有 2 种或更多慢性躯体疾病的患者中的患病率可达 23%。而该患者既往患有高血压、糖尿病的慢性躯体疾病，所以在诊断时，要考虑躯体疾病共病抑郁症的可能，需要清楚躯体疾病与抑郁症的先后关系，以便于鉴别原发性抑郁和继发性抑郁。我们建议给患者做一个自杀风险评估。

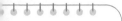 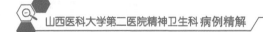

患者 2018 年 1 月焦虑症状加重，诊断甲状腺功能减退症，服用左甲状腺素钠片 1/4 片，与此同时焦虑症状加重，我们应进一步明确服用左甲状腺素钠片与焦虑症状加重在时间上的先后顺序，从而排除药源性焦虑的可能。可明确诊断为广泛性焦虑障碍。这部分表明主治医师考虑到了药源性焦虑，因为甲状腺激素使用过量则引起心动过速、心悸、心绞痛、心律失常、不安、失眠、头痛、神经质、兴奋、肌无力、潮红、震颤、发热、出汗、腹泻、呕吐、体重减轻等类似甲状腺功能亢进的症状。但是没有具体说明患者服用左甲状腺素钠片与焦虑症状加重在时间上的先后顺序来排除药源性焦虑。

2. 心理治疗方面，认知行为治疗需考虑患者年龄、受教育水平，且起效慢，建议采用森田疗法、行为治疗和生物反馈疗法。

参考文献

1. 张淑玲 . 对抑郁症伴躯体疾病的再认 . 中国医药指南，2015，13（26）：295.

2. 林秀英，冷春，李忠建，等 . 老年抑郁症与社会支持和躯体疾病关系 . 国际精神病学杂志，2016，43（3）：428-430.

（韩晓蕾　毛丽娟　田　峰　王珊珊）

018
躯体化障碍
——查不出原因的周身不适

📋 **病历摘要**

患者，女，33岁。主因"睡眠差、周身不适3年余"入院。

[现病史] 3年前患者因工作压力大、劳累出现入睡困难，在床上辗转约3小时才能入睡，渐出现情绪低落、精力下降、很容易疲劳，在人多的地方容易烦躁、发脾气，间断感身体各处不适，多次就诊于当地卫生院及县医院，未见特殊异常，未予特殊治疗。2年前感身体不适加重，包括咽部不适，全身疼痛位置不固定，头晕、头闷、心悸，腰部、颈部不适，总是紧张、担心自己还有别的疾病，影响自己正常工作，曾多次就诊于当地医院多个科室，行甲状腺彩超、鼻内镜、妇科检查等检查，结果均未见明显异常，遂间断口服中药（具体不详，主要以改善睡眠为主）2年余，效果不明显。1个月前因失眠进一步加重，就诊于当地医

院诊断为躯体形式障碍，建议住院治疗，患者拒绝，遂口服中药（具体不详）、舍曲林片 50 mg/ 晨、佐匹克隆片 2.5 mg/ 晚、曲唑酮片 25 mg/ 晚，患者感觉睡眠改善，自行停药 3 天。近日再次出现睡眠质量差，身体不适感加重，伴经常打嗝，情绪差、人多时易心烦，注意力、记忆力尚可，无悲观厌世，无自杀冲动等想法。今为求进一步治疗，入住我科。患者自发病以来，精神、睡眠差，食欲一般，大小便正常，体重下降约 2 kg。未发现自杀、攻击、冲动行为。

[既往史]　既往体健，否认其他疾病史。无有害及放射物接触史。

[个人史]　胞四行二，母孕期体健，无感染发热史，否认服药史，足月顺产，无产伤窒息史，母乳喂养。幼年生长发育与正常同龄人相同，自幼随父母一起生活，父母脾气温和，教养方式宽松；9 岁上学，学习成绩较好，与同学老师关系可，顺读至初中毕业；18 岁时参加工作，工作能力可。24 岁时与现丈夫结婚，一起经营饭店，工作较忙碌，压力大，经济收入可；生育 1 女 1 子，家庭关系和睦，子女均体健。患者性格中性、爱操心、易急躁，无兴趣爱好。未到过疫区，无烟、酒、药物等嗜好，无冶游史。

[月经及生育史]　初潮年龄 15 岁，3 ~ 4 天 /30 天，上次月经 2018 年 6 月 15 日，经量中等，无痛经史，白带正常，妊娠 3 次，分娩 2 次，正常足月产 2 胎，流产 1 次，无绝育。

[家族史]　无与患者类似疾病，无家族遗传倾向的疾病。

[相关检查及评估]

体格检查： 体温 36.6 ℃，脉搏 84 次 / 分，呼吸 19 次 / 分，血压 118/64 mmHg，身高 160 cm，体重 55 kg，心肺腹未见明显异常。

神经系统检查： 颅神经症（-），双侧感觉对称，生理反射存在，病理反射未引出。

精神状况检查：患者意识清楚，由家属陪同自行进入病房。衣着适时整齐，年貌相符，表情忧虑。注意力尚集中，不易被外界的声音所吸引。接触主动，正常回答问题。时间、地点、人物定向力正常，自我定向力正常。内感性不适，自觉周身不适，咽部不适、全身疼痛位置不固定、头晕、头闷、心悸，腰部、颈部不适。未引出幻觉及错觉、思维联想、内容、属性、逻辑障碍。情绪偶有烦躁、总是担心自己还有别的疾病，情感波动不明显。意志力下降，影响个体工作生意。语量正常，语速快，语调低平。未见怪异、冲动行为。记忆力尚可，计算速度、判断力正常，常识具备。自知力完整，患者认为自己需要调整情绪。

其他检查：①阴道分泌物未见异常。②甲状腺功能未见异常。③甲状腺超声示双侧甲状腺未见明显异常。④宫颈细胞学检查未见恶性细胞和上皮内病变细胞，轻度炎症。⑤鼻内镜检查示鼻及鼻窦炎，鼻咽炎，鼻中隔偏曲。⑥十二导联 ECG 示正常。⑦ EEG 示脑电活动为轻度异常快波增多。⑧头颅 CT 检查未见明显异常。⑨ ERP 及听觉刺激 P300 相关电位示认知功能正常。

实验室检查：血细胞分析，尿液分析，甲状腺 7 项，性激素，肝功（酶），肾功，离子，血脂，血清葡萄糖测定，血清酸性磷酸酶测定，心肌酶，梅毒艾滋抗体，肝炎 5 项、叶酸、维生素 B_{12} 等未见明显异常。

量表评估：① SDS 得 71.25 分。② SAS 得 75.0 分。③ HAMD-17 得 10 分。④ HAMA 得 27 分。⑤ SCL-90 得 322 分，身体与心理症状比较严重。⑥ EPQ（成人）P 评分得 9 分，L 评分得 10 分，E 评分得 9 分，N 评分得 22 分。⑦ CGI 示明显有病。

[入院诊断] 躯体化障碍。

[治疗方案] 综合性治疗，以抗焦虑药物、情感增效剂治疗为主，辅以心理治疗、物理治疗。①药物治疗：舍曲林 150 mg，1 次/日；右佐匹克隆 1.5 mg，1 次/晚；奥氮平 2.5 mg，1 次/晚。②心理治疗：支持性心理治疗给予患者解释、指导、疏通，缓解情绪症状、增强治疗信心有效；认知行为治疗，主要以认识矫正治疗为主，2 次/周；团体治疗，2 次/周；工娱治疗，1 次/日。③物理治疗：重复经颅磁刺激治疗，1 次/日。

病例分析

　　躯体化障碍是躯体形式障碍临床中常见的一种，主要表现为多种多样、反复出现、经常变化的一些躯体症状。症状可以涉及身体的任一部位或器官，常见的有胃肠道症状、皮肤异常感觉、疼痛及呼吸系统和泌尿系统症状等，可为单一症状先后出现或多种症状同时存在。患者为此反复就医，进行各种检查均未发现阳性结果，有些患者甚至进行手术探查也一无所获。严重者导致社会功能降低，多伴有焦虑、抑郁情绪。通常为慢性波动性病程，起病往往在成年早期，女性多于男性。病因与遗传、个性特征、神经生理及社会心理因素有关。

　　该患者病程 3 年，发病时存在诱因，以躯体不适感为主诉，症状多变，多次就医，检查未见异常检查结果，仍担心自己还有别的疾病。合并焦虑抑郁情绪，影响正常工作。入院检查均未见明显异常，诊断"躯体化障碍"明确。此类患者治疗比较困难，采用综合治疗。药物治疗，可选择 SSRIs、SNSIs 抗抑郁药物治疗，小剂量开始，主张足量、足疗程、全病程治疗。对于有偏执倾向的患者可少量合并非典型抗精神病药物，患者睡眠差，可合并助眠药物。心理治疗，给予患者支持性心理治疗，使其了解疾病，缓解情绪。避免与患者发生冲突、争论，以免患者对医师产生不信任感和抵触心理。其他可合并频谱治疗、按摩治疗等。

📋 病例点评

1. 在治疗中恰如其分地运用小剂量的抗精神病药物，可以快速有效地控制焦虑、失眠及某些躯体症状。

2. 在接受舍曲林治疗之前，应该与患者建立良好的医患联盟，在医患沟通时，尽量向患者及家属解释清楚舍曲林的药物作用、起效时间、急性期治疗时间、维持期治疗时间、巩固期治疗时间，以提高患者和家属的药物依从性，预防复发。

3. 社会心理应激与精神障碍显著相关，具有累积社会心理应激的患者更可能出现抑郁、焦虑或躯体形式障碍，每种应激增加发病风险 2.2 倍，而躯体形式障碍增加了其他精神障碍（如抑郁、焦虑障碍）的患病风险。躯体形式障碍起病的平均年龄多在 30 岁，大多数患者年轻和单身，多数学历较低，暗示性较高，农村妇女尤为常见。暗示性是一种客观存在的心理现象，是指个体接受暗示的能力。由于个体差异的存在，即使在相同的暗示条件下，个体接受暗示后的感受亦不相同。一般来说，个体接受暗示的能力与其性格、气质、文化水平、智力水平、社会环境、思维方式及年龄、性别、实施者的权威等因素相关。该患者为 33 岁的青年女性，文化水平为初中，在治疗期间需要注意患者的暗示性与被暗示性。

4. 个人史中应该详细描述患者性格特征，以便于医师深入地了解病情及制定后续治疗方案。大量研究表明，躯体形式障碍患者具有"神经质"的个性。根据大五人格理论，神经质指个体保持情绪稳定的能力，包括焦虑、压抑、冲动、敌对、脆弱、自我意识等特质。高神经质者表现为有心理压力、不切实际的想法、过多的需求，易焦虑、抑郁、冲动、愤怒，对外界刺激反应强，调节情绪、应对事件及抗压能力差。反之，低神经质者烦恼和情绪化较少，相对平静。神经质的特点为固执、敏感、多疑，对自身健康情况及躯体不适症状过分关注。由于对自身感受和健康状况的过度关注，导致感觉阈值降低，躯体感觉的敏感性增加，因此更容易感觉到各种躯体症状。本病例中，患者性格中性、爱操心、易急躁，可能有"神经质"的个性，在治疗中应该予以重视。

参考文献

1. 谢国军，徐彩霞，黎雪松. 躯体形式障碍研究进展. 国际精神病学杂志，2013，40（4）：252-255.

2. 姚树娇，杨彦春. 医学心理学. 6版. 北京：人民卫生出版社，2013：30-31.

3. 江开达. 精神病学. 3版. 北京：人民卫生出版社，2015：376.

（雷　蕾　毛丽娟　田　峰　武　丽）

019

持续的躯体形式的疼痛障碍
——不被理解的疼痛

病历摘要

患者，男，62岁。主因"腰痛伴情绪差、睡眠差1年半"入院。

[现病史] 1年半前因搬沙发出现腰痛，就诊于当地医院行腰椎MRI检查示轻度腰椎间盘突出，后就诊于个人诊所服中药、做理疗、按摩等，疼痛无缓解，渐出现情绪差、担心、易烦躁，害怕天黑，怕自己摔跤，感觉自己像废人，入睡困难、睡眠质量差，期间间断口服阿普唑仑片0.8 mg/晚，睡眠改善可，但仍觉腰痛，多次就诊于各地医院，在多家医院行腰椎MRI检查均提示椎间盘轻度突出、腰椎退行性变，多位医师确认疾病暂不需特殊处理，但患者症状表现与腰部疼痛感体验不一致，仍反复检查、寻医就诊。最近1个月患者感腰痛下午加重，自行间断口服氯分

待因片 1 片 / 日，效果可，口服度洛西汀肠溶片 30 mg、1 次 / 日，10 天后自行停药，停药后感身体不适、烦躁加重。近半年家中事情影响，目前患者感腰痛明显加重、不能忍受、反复求治，因疼痛难忍导致整日高兴不起来、乐趣丧失、精力下降、全身乏力，注意力不集中、记忆力下降，偶伴心慌出汗等症状，同时失眠进一步加重，今为求进一步治疗，入住我科。患者自发病以来精神、睡眠差，食欲一般，大小便正常。未发现自杀、攻击、冲动行为。

[既往史]　睡眠差多年，以入睡困难为主；高血压 3 级、高危组 12 年，血压最高为 150/115 mmHg，规律服药，目前血压控制较好。对磺胺类药物过敏，否认其他病史。无有害及放射物接触史。

[个人史]　生于原籍，现居于某市，未到过疫区。胞六行一，顺产。适龄上学，初中学历，从事过工人、办公室文员等职业。25 岁结婚，生育 1 女，配偶体健。退休 2 年，目前晨起锻炼太极拳。与配偶同住，夫妻感情和睦，家庭经济收入可。性格随和，平素做事急躁，要强，爱操心。朋友一般，兴趣爱好一般，无宗教信仰。无烟、酒、药物等嗜好，无冶游史。

[家族史]　父亲已故，母亲及其他兄弟姐妹 5 人均患有高血压，子女均体健，无与患者类似疾病，无家族遗传倾向的疾病。

[相关检查及评估]

体格检查： 体温 36.6 ℃，脉搏 76 次 / 分，呼吸 19 次 / 分，血压 128/80 mmHg，身高 174 cm，体重 78 kg，心肺腹未见异常。

神经系统检查： 颅神经症（-），双侧感觉对称，生理反射存在，病理反射未引出。

精神状况检查： 患者由家属陪同步入病房，衣着适时整齐，年貌相符，表情愁苦。语量低，语速缓慢，语调低平、有气无力。神清，接触尚可，注意力不集中，正常回答问题。时间、地点、人物、自我定向力正常。无思维联想、内容、属性、逻辑等障碍，存在感觉过敏（自感腰部疼痛剧烈难忍），以致情绪低落、心烦、坐立不安，害怕天黑，怕自己摔跤，兴趣减低、乐趣丧失、精力下降、全身乏力。未引出情感倒错、情感幼稚。意志行为无明显减退。记忆力、计算力、理解力正常。常识具备。入睡困难，睡眠轻浅，早醒，食欲一般，二便正常。自知力完整。

实验室检查： 血细胞分析、尿液分析、甲状腺 7 项、性激素、肝功（酶）、肾功、离子、血脂、血清葡萄糖测定、血清酸性磷酸酶测定、心肌酶、梅毒艾滋抗体、肝炎 5 项、叶酸、维生素 B_{12} 等未见明显异常。

辅助检查： ①十二导联 ECG 示正常。② EEG 示正常范围。③ ERP 及听觉刺激 P300 相关电位示认知功能正常。④颅脑 MRI 平扫＋弥散加权成像（diffusion weighted imaging，DWI）示脑内多发缺血灶，双侧前组筛窦黏膜轻度肥厚。⑤腰椎 MRI 平扫示 L5-S1 椎间盘轻度突出（中央型），腰椎退行性变，L3-4、L4-5 椎间盘膨出，L5 椎体内小血管瘤。

量表评估： ① SDS 得 62.5 分。② SAS 得 53.75 分。③ HAMD-17 得 15 分。④ HAMA 得 18 分。⑤ SCL-90 得 226.0 分。⑥ CGI 示轻度有病。⑦ EPQ（成人）P 评分得 1 分，L 评分得 11 分，E 评分得 5 分，N 评分得 17 分。

[诊断结果]　持续的躯体形式的疼痛障碍；高血压 3 级，高危组。

[治疗方案]　综合个体化治疗，以抗抑郁焦虑药物、抗精神病性药物、镇静催眠药物治疗为主，配合心理治疗、物理治疗；多学科诊治，完善骨科会诊；降压治疗。①药物治疗：度洛西汀肠溶胶囊 60 mg，1 次 / 日；奥氮平 5 mg，1 次 / 晚；唑吡坦

10 mg，1次/晚；依那普利叶酸片10 mg，1次/日。②心理治疗：心理动力学治疗帮助其探究症状背后的内在心理冲突；暗示治疗及认知行为治疗以认识矫正，2次/周；放松治疗，可帮助患者全身放松，控制焦虑、疼痛。③物理治疗：重复经颅磁刺激治疗，1次/日。

病例分析

　　躯体形式障碍的主要特点是患者反复、持续存在躯体不适症状，症状多样、时常变化，为此感到担心、害怕，痛苦不堪。尽管各项检查均未发现与患者不适症状相匹配的阳性检查结果，医师的解释、保证不能打消患者的顾虑，有些患者甚至与医师发生争执、对医师产生不信任，从而频繁更换医院和主治医师，使用多种治疗手段，但收效甚微。此类患者经常合并有焦虑和（或）抑郁情绪。患者否认这种不适症状的出现与情绪有关。本病男女均有，病程较长，波动性较大。持续的躯体形式的疼痛障碍是临床上较常见的躯体形式障碍的一种，是以持续的、严重的疼痛为主要表现，这种疼痛不能用生理过程或躯体疾病加以解释，受社会心理因素或情绪冲突的影响十分明显。严重影响患者日常生活。常见的有头痛、腰背痛、颜面部非典型疼痛等，使用镇痛药效果不佳。

　　该患者病程1年半，主要症状是腰疼，反复就诊于各大医院，均未发现与患者疼痛程度相符合的阳性检查结果，医师的解释不能打消其顾虑，症状受情绪影响较明显，伴有焦虑和抑郁情绪，生活质量下降。入院行各项检查均未见明显异常，诊断"持续的躯体形式的疼痛障碍"明确。药物治疗，可首选SNSIs（度洛西汀、文拉法辛）抗抑郁药物治疗，对于有偏执倾向的患者可少量合并非典型抗精神病药物，SNSIs 增加 NE 能升高血压，该患者有高血压病史，注意监测血压，一旦血压升高，应减药或停药。睡眠差的患者可以短期、间断合并助眠药物。心理治疗包括支持治疗、认知行为治疗、森田治疗等。物理治疗有重复经颅磁刺激治疗。鼓励患者适量活动，避免劳累，遵医嘱用药，定期就诊，多与患者沟通，使其保持积极乐观的生活态度，增强战胜疾病的信心。

病例点评

1. 疼痛障碍的发病高峰年龄在 30 ～ 50 岁，女性是男性的 2 倍，以体力劳动者居多，有家族聚集倾向。《湘雅精神医学》中指出持续的躯体形式的疼痛障碍可能与年龄、家族遗传、负性生活事件、社会支持等有关。虽然该患者为老年男性，无疼痛障碍的家族史，但是存在负性生活事件的易感因素，与研究报道相符合。

2. 个人史中要完善患者童年时期及目前的家庭环境（如家庭结构、家庭氛围、父母关系、父母的教养方式等），以便于医师深入地了解患者病情及制定后续治疗方案。有文献表明，躯体形式障碍的发病与遗传因素、人格特征、生理因素、心理因素、社会因素及家庭因素等相关。此类患者的家庭亲密度低、情感表达能力差，难以得到足够的家庭帮助和心理支持，也不能与家庭成员有效进行情感沟通，对家庭聚会兴趣不高。本病例中，患者有做事急躁、要强、爱操心的性格特征，除此之外，负性生活事件、较差的社会支持等都可能是疾病的促发因素。如

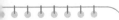

果能够证实该患者的发病有家庭环境方面的因素，在心理治疗时可以给予环境及家庭治疗，协助患者学会自我调节，尽早摆脱依赖性。患者的配偶及亲友要充分地同情和理解患者的痛苦，建立起关心、帮助、积极的家庭氛围，可能会取得较好的效果。

3. 针对躯体形式障碍，目前常用的心理治疗方法有认知行为治疗、精神分析、支持性心理治疗等。支持性心理治疗可以帮助患者得到鼓励并重新树立信心。认知行为治疗是目前认为治疗躯体形式障碍的有效方法，可以减少躯体症状，其目标是帮助患者改变歪曲认知或不合逻辑的思考方式，克服认知盲点、模糊知觉、不正确判断。本病例采用心理治疗可以让患者了解其所患疾病，减轻其精神压力，改变其不良的思想观念，使患者有一个健康的心理状况，逐渐建立对躯体不适的合理解释。

参考文献

1. 杨德森，刘协和，许又新. 湘雅精神医学. 北京：科学出版社，2015：269-271.

2. 常桂花，孔伶俐，刘春文. 躯体形式障碍的病因学研究进展. 国际精神病学杂志，2013，40（1）：46-48.

3. 郝伟，陆林. 精神病学. 8 版. 北京：人民卫生出版社，2018：167.

（雷　蕾　毛丽娟　田　峰　武　丽）

020
出神与附体障碍
——蒙受"家神"眷顾的女士

病历摘要

患者，女，32岁。主因"间断感神附体4月余"入院。

[现病史]　4个月前患者（到婆婆家）无明显诱因突然感腰疼不适，持续数小时，在当地医院行X线检查未见异常，并认为"神"附在身上所以腰疼，回到家中买神龛供神后疼痛消失。2018年3月因工作压力大，感压抑、紧张，害怕自己完成不好工作；感自己在家中太温顺，丈夫不照顾自己。前日患者感"家神"上身附体，用原平方言（平时讲普通话）大声抱怨对丈夫的不满、诉大家见到她需要磕头跪拜；当"娃娃神"上身附体时说普通话，诉邻居是自己的引路人，曾一起邀请关公等大神附体在其他人身上沟通、吃贡品，请他们帮助自己，伴说话结巴、全身抖动、手抖，整日整夜不眠。当日就诊于当地医院给予地西泮注射液

10 mg 肌注后效果不佳、继续口服安定片 2 片后入睡约 6 小时。醒后症状同前，在家中继续点烟供神，3 天后"家神请送走了"，上述症状消失，患者恢复平日语音、语气习惯，并感到虚弱无力、精神差、情绪差、低落、常哭泣。今为求进一步治疗，入住我科，食欲差、1 天未进食，大小便正常。暂未发现自杀、攻击、冲动行为。

[既往史]　既往体健，否认传染病史，否认手术、外伤、输血史，否认食物过敏史。无有害及放射物接触史。

[个人史]　生于原籍，现居于某市，未到过疫区。家中胞三行二，母孕期体健，否认感染、发热史，否认服药史，足月顺产，否认产伤窒息史。幼年生长发育与正常同龄人相同。自幼跟随父母及兄弟姐妹一起生活，父母为农民，性格内向，教养方式严格。适龄上学、学习成绩中等，本科学历。27 岁经人介绍后结婚，目前与丈夫同住，夫妻感情一般，配偶体健，育有 1 子，儿子调皮；家庭经济收入可。病前性格开朗、胆小、敏感、害怕说错话，平日忍让家属，朋友一般，兴趣爱好一般，对鬼神感兴趣、对周围邻居"顶神"等行为关注。无烟、酒、药物等嗜好，否认特殊兴趣爱好。否认其他精神活性物质滥用史。无冶游史。

[月经及生育史]　初潮年龄 16 岁，5 ～ 7 天 /30 天，末次月经2018 年 5 月 27 日，经量中等，否认痛经史等。

[家族史]　父母、兄弟姐妹 3 人及儿子均体健，无与患者类似疾病，无家族遗传倾向的疾病。

[相关检查及评估]

体格检查：体温 36.2 ℃，脉搏 88 次 / 分，呼吸 20 次 / 分，血压 104/69 mmHg，身高 158 cm，体重 50 kg，心肺腹未见异常。

神经系统检查：颅神经症（－），双侧感觉对称，生理反射存在，病理反射未引出。

精神状况检查：患者由家属陪同步入病房，衣着适时整齐，年貌相符，表情愁苦，反复叹气。语量低，语速缓慢，语调低平、有气无力。神清，接触尚可，注意力尚集中，正常回答问题。时间、地点、人物、自我定向力正常。存在附体感，谈及家庭情绪低落、压抑、委屈、心烦、害怕。存在怪异行为，神附体时，用方言或普通话训斥、全身抖动等。情感波动不明显。未引出情感倒错、情感幼稚。意志行为无明显减退。记忆力、计算力、理解力正常。常识具备。入睡困难，睡眠轻浅，早醒，食欲一般，小便正常，大便正常。自知力欠完整，患者认为神附体在自己身上有所作为，自己需要调整情绪。影响正常生活、工作。

实验室检查：血细胞分析，尿液分析，甲状腺 7 项，性激素，肝功（酶），肾功，离子，血脂，血清葡萄糖测定，血清酸性磷酸酶测定，心肌酶，梅毒艾滋抗体，肝炎 5 项、叶酸、维生素 B_{12} 等未见明显异常。

辅助检查：①十二导联 ECG 示正常。②EEG 示正常范围。③头颅 CT 检查未见明显异常。④ERP 及听觉刺激 P300 相关电位示认知功能正常。

量表评估：①SDS 得 36.25 分。②SAS 得 48.75 分。③HAMD-17 得 9 分。④HAMA 得 7 分。⑤SCL-90 得 170 分。⑥EPQ（成人）P 评分得 1 分，L 评分得 17 分，E 评分得 17 分，N 评分得 15 分。

［诊断结果］　出神与附体障碍。

［治疗方案］　以心理治疗、抗抑郁药物、抗精神病性药物治疗为主，配合物理治疗。①药物治疗：奥氮平 2.5 mg，1 次 / 晚；舍曲林 50 mg，1 次 / 日。②心理治疗：暗示治疗及认知行为治疗，2 次 / 周。③物理治疗：重复经颅磁刺激治疗，1 次 / 日。

病例分析

　　分离性障碍是一类易复发的疾病。本患者为第 3 次发作，核心症状为感到"家神"上身附体。伴有明显抑郁的情感症状，伴有认知损伤，对社会功能影响。符合分离性障碍——出神与附体障碍的诊断标准，可以明确诊断。治疗方面，药物治疗选取抗精神病药物奥氮平，由于该患者伴有抑郁症状，同时给予抗抑郁药舍曲林。心理治疗在分离性障碍的治疗中有重要作用。暗示疗法是治疗分离性障碍的经典方法，因此，对于该患者给予每周 2 次的暗示疗法。同时，认知行为治疗让患者对自身疾病性质有正确的认识和了解，正视自身存在的性格缺陷，管理自己的情绪，提高生活质量，降低疾病的复发。物理治疗方面，使用每日 1 次的重复经颅磁治疗。出院时评估方面，严格检查未发现有自杀观念和自伤行为。自知力开始恢复。配合医护人员的治疗和管理，生活能够自理，能主动服药。患者家属能够配合治疗。嘱患者出院后定期门诊复诊。如有必要，可能需要门诊心理治疗。

病例点评

　　1. 分离性障碍多发生于女性，男性少见，大多数患者在 35 岁前发病。社会经济状况发展相对滞后的地区患病率较高，文化程度较低的个体更易患病，生活在封闭环境中的个体比生活在开放环境中的个体更容易发病。社会文化及其变迁对分离性障碍症状的变现形式有较大影响，如社会发展现代化程度越高，以兴奋为主要表现者就少见，而以躯体症状表现者多见。

　　2. 出神与附体障碍的诊断应增加具有代表性的认知功能评价量表，如 PANSS、MMSE、WAIS 等。

3. 本病应与急性短暂性精神障碍鉴别。急性短暂性精神障碍表现为片段的妄想或幻觉，妄想和幻觉形式多种多样，言语和行为紊乱。情绪淡漠、迷惑恍惚、焦虑激越等，病程一般为 1 个月以内，少部分患者可达 3 个月。不符合躁狂和抑郁发作的诊断。

4. 本病常见于表演型人格障碍者，其精神症状具有表演性、戏剧性或夸张色彩；可反复发作，并有症状完全缓解的间歇期。表演型人格障碍既往称之为癔症型人格障碍，以过分的感情用事或夸张言行吸引他人的注意为特点。患者情绪不稳定，暗示性、依赖性强。

5. 本病患者的预后结局取决于多种因素，若病因明确，病程短治疗及时，病前无明显人格缺陷者，社会及时帮助、家庭支持全面的患者，大多能获得良好的结局；反之预后不好。

6. 本病与获益有关，获益分为原发性获益和继发性获益。患者生病之后心理冲突得以缓和，不再出现焦虑，症状给患者带来的这类好处成为"原发性获益"；而疾病又可使患者从外界环境得到更多好处，如受亲友的关怀和照顾，免除了繁重的工作负担和责任等，则属于"继发性获益"。这两种"获益"尽管可能给患者以眼前利益，但却不利于症状的消除，致使病程迁延，经久难愈。

参考文献

1. 郝伟，陆林. 精神病学. 8 版. 北京：人民卫生出版社，2018：152-153.

2. 郝伟，于欣. 精神病学. 7 版. 北京：人民卫生出版社，2013：106-107.

3. 杨德森，刘协和，许又新. 湘雅精神医学. 北京：科学出版社，2015：266-267.

（雷　蕾　任夏瑾　田　峰　郝明霞）

021
分离转化障碍
——我是谁？

📋 **病历摘要**

　　患者，男，46岁。主因"头颈部受伤后头晕、头痛伴失去记忆近3个月，加重伴烦躁2个月"入院。

[现病史]　患者于2017年8月15日在工作中不慎被铁链砸伤头颈部，当即感活动受限（具体症状不详），被送往当地医院，行X线及头颅CT检查示腰椎未见明显异常、颈椎失稳、头颅未见明显异常，行颈托外固定制动处理。当时患者可交流，受伤后仍坚持上班2天，随后出现头晕、头痛症状。8月20再次于当地医院就诊，行X线检查示C_{4-5}滑脱，给予对症治疗。随后（具体时间不详）患者自诉头痛、头晕加重（具体症状不详）并出现记忆丧失，不知道自己是谁、在哪里，不能回忆如何受伤等信息，伴有活动明显受限、行走不能（严重时爬着走路）、言语不能等

症状。12月在我院骨科给予对症支持治疗后，活动情况稍有缓解，但仍头痛、头晕，不能坐起，后转入我院康复科给予康复训练及药物改善症状，现患者可独坐及扶行。

　　2个月前患者头晕、头痛感加重，自觉头部血管跳痛，伴颈部、腰部、背部椎骨憋胀、疼痛，心慌、憋气、乏力、肢体麻木感、时冷时热，听到周围人讲话感到烦躁、发火，情绪低落，认为生不如死，不愿与人交流，感到周围人都在嘲笑自己。个人卫生欠佳。为进一步治疗入住我科。患者自发病以来有冲动倾向，无毁物现象，无自杀、自伤史。食量可，睡眠差，常做噩梦。

［既往史］　既往体健。否认肝炎、结核等传染病史，否认手术及输血史，否认食物及药物过敏史。无有害物及放射物接触史。

［个人史］　生长于原籍，未到过疫区。胞二行二，足月顺产，无产伤窒息史，母乳喂养。适龄讲话走路，自幼生活无特殊事件。30岁结婚，育有1女1儿，配偶体健，夫妻感情融洽。平素性格较内向，与朋友关系一般，有时斤斤计较。无特殊兴趣爱好。无烟、酒、药物等嗜好，否认冶游史。

［家族史］　父母、兄长及儿女均体健，两系三代无类似疾病，无家族遗传倾向的疾病。

［相关检查及评估］

　　体格检查：未见明显异常。

　　神经系统检查：生理反射存在，病理反射未引出。

　　精神状况检查：意识清楚，衣着欠整洁，年貌相符，搀扶下步入病房。无法独立行走，需要依靠拐杖助力。表情急躁，接触尚合作，对答基本切题。被动体位，自觉头部旋转时头痛感加重，故不敢转头。问及有何症状时患者先是诉"记不起来了，等有什么感觉时我再告诉你"，随后表明讲话时感到头部血管搏

117

动，跳痛明显，颈部、腰部的骨头发胀、憋痛，肢体麻木感，时冷时热感，心慌、憋气、乏力等内感性不适。谈及身体不适时患者语量多，并伴有哭泣，担心、不知道自己的病是怎么回事，不知道自己是否可以好起来。在医务人员检查其他患者时，患者会突然打断医务人员，并着急地说"大夫，快看，看，我的头上的血管现在在跳，你看"。情绪低落，不愿与人交流。情绪波动明显，常烦躁不安、发火。患者可答出自己的姓名及性别（患者诉姓名及性别也是最近才知道的），但其年龄、属相、家庭住址、单位名称、受伤时间、地点及病情经过均无法回忆，不断说"我都记不起来了"，当问及更多信息时，患者有拍桌子及掀桌子行为，大声说"不要再问了，我什么都想不起来"。患者书写不能，认为 1+2=4，两只手有 8 只手指头、点数困难。幻觉、妄想未引出，情感反应协调，有冲动倾向及行为，无自杀、自伤想法。

实验室检查： 血、尿、便常规，生化、甲状腺系列、T 细胞亚群、术前免疫未见明显异常，贫血系列叶酸 3.89 nmol/L。

辅助检查： ① CT 检查示颈椎失稳，头颅未见明显异常。② ECG 示正常范围。③腹部超声示胆囊壁毛糙，肝胆脾双肾未见明显异常。④胸部 X 片示心膈未见异常。⑤胸部 CT 检查示未见明显病变。⑥头颅、颈椎 MRI 及磁共振血管成像（magnetic resonance angiography，MRA）检查结果未见明显异常。⑦腰骶部 MRI 示腰椎未见明显异常。

量表评估： ① CGI 示严重有病。② SAS 得 72 分，有重度焦虑。③ SDS 得 70 分，重度至严重抑郁。④ SCL-90 总分 284 分。⑤ HAMA-14 得 32 分。⑥ HAMD 得 37 分。⑦自杀风险评估得 14 分。⑧攻击风险评估为 Ⅱ 级。⑨ MMSE 得 9 分。

[诊断结果]　分离转化障碍。

[治疗方案]　药物、物理及心理联合治疗。①　药物治疗：以SSRIs 类药物为主，改善躯体不适感及焦虑抑郁情绪。辅以抗精神病药物及营养神经药物。帕罗西汀片 40 mg，1 次 / 日，口服；富马酸喹硫平片 0.1 g，睡前，口服；叶酸片 5 mg/ 次，3 次 / 日，口服；劳拉西泮片 1 mg/ 次，2 次 / 日，口服。②物理治疗：重复经颅磁刺激治疗，1 次 / 日。③心理治疗：在院期间以支持性心理治疗为主。与患者建立良好的医患关系，给予患者足够的关注、尊重、积极心理支持，同理其情绪的产生，对其担心、着急、气愤、无奈、无助等情绪给予接纳及理解。鼓励患者从改善生活主动性着手，积极配合治疗并进行足够的锻炼。因患者对其受伤经过及赔偿结果均表示无法回忆，故认知改善需要相对较长时间的治疗。住院期间给予患者暗示治疗，未见明显效果。

[转归]　情绪稳定，冲动行为消失，患者无须搀扶能独立行走较长时间（从病房至五一广场），能记住往返的道路，睡眠良好。但仍诉记不清自己的年龄、属相及家庭住址，每只手有 4 个手指头，点数手指为：1（大拇指）、2（食指）、4（中指）、6（无名指），无法数出指向小拇指的数字。计算 1+1=3，连续数数为 1、3、4、6、9。焦虑较前好转，躯体症状减轻，在医务人员与其他病友交流时，患者不再打岔插话着急诉说自己的不适感。幻觉妄想未引出，自知力部分。

病例分析

　　分离转化障碍，既往称之为癔症，是由精神因素，如生活时间、内心冲突、暗示或自我暗示，作用于易病个体引起的精神障碍。分离，是指对过去经历与当今环境和自我身份的认知完全或部分不相符合。转换，是指精神刺激引起情绪反应，接着出现躯体症状，一旦躯体症状出现，情绪反应便褪色或消失，这时的躯体症状便叫作转换症状，转换症状的确诊必须排除器质性病变。分离转换障碍在普通人群中发病率约为 3.55%，首次发病年龄在 20 岁以前者占 14%，20～30 岁者占 49%，30～40 岁者占 37%，40 岁以上初发者少见。女性与男性之比约为 8∶1。通常认为具有癔症个性的人更易患分离转化障碍。癔症个性表现为情感丰富、有表演色彩、自我中心、富于幻想、暗示性高等。我国专家用艾森克人格理论分析癔症人格，发现大部分癔症情绪不稳属于典型神经质，且喜掩饰。

癔症的特殊表现中有一类型叫作赔偿性神经症，被认为是癔症的一种特殊形式。在工伤、交通事故或医疗纠纷中，受害人往往显示、保留或夸大症状。若处理不当，这些症状可持续很久，一般认为症状的夸大或持续并非出于患者的主观意志，可能是无意识机制在起作用。因此，此种类型的癔症，需要与诈病鉴别。诈病是指毫无病情，为了某种目的而装扮成疾病；或虽有一定病情，为了达到某一目的而故意扩大病情的情况。癔症与诈病最重要的鉴别是，癔症的症状一旦发作，是主观意志无法控制的，是一种应激的反应。而诈病的"症状"发作则完全由其主观愿望决定，随意控制，目的一旦达到，"症状"也就不治自愈了。

分离转化障碍的症状是功能性的，有人认为药物治疗的作用有限，但临床中发现，分离转化障碍的患者除了典型的发作意外，常伴有焦虑、抑郁、神经衰弱、疼痛、失眠等症状。这些症状和身体不适感往往成为诱发患者症状发作的自我暗示的基础，使用相应的药物有效控制这些症状，对治疗和预防症状的发作无疑是有意的。而对于癔症的治疗，心理治疗占据重要的地位。其

笔记

中最经典的治疗方法为暗示疗法。适用于急性发作而暗示性又较高的患者，机智的暗示治疗常可收到戏剧性的效果。

病例点评

1. 本例分离转化障碍患者有非常显著的分离性遗忘症，分离性遗忘症包括 5 种形式。①局部性遗忘：无法回忆某一时间段的事件，是分离性遗忘症最常见的形式。②选择性遗忘：可以回忆起特定时期的某一部分信息，而非全部。③广泛性遗忘：对个人生活史完全遗忘，较罕见，可见于参战退伍军人、性侵害受害者等。④系统性遗忘：失去了对特定类别信息的记忆，如所有关于家庭、特定人物的记忆。⑤持续性遗忘：包括遗忘每一件新发生的事。该障碍的 12 个月患病率为男性 1.0%，女性 2.6%，患者自杀、自伤行为较常见。其核心特征为：对重要的自我经历的信息无能力回忆；症状会导致工作能力、日常生活能力、学习能力、与人际交往能力等的损坏。

2. 心理治疗对于分离转化障碍十分重要。早期积极治疗对防止本病症状反复发作和疾病慢性化十分重要。在接诊时，对患者的关心、对心理社会因素的关注和对症状的接纳非常重要。在制订诊疗计划及初步开始实施治疗时，要建立和维持良好的医患关系，体现对患者积极的和一视同仁的关心，但这种关心不能过度，以免促成患者"继发性获益"。在解释心理社会因素与症状关系时，要谨慎地逐渐将两者关系分离，如在接纳症状存在的同时，要展示前期的相关检查仅表明患者有功能受损而没有器质性损害，不强调心理社会因素与症状的关联，特别是当这些心理社会因素持续存在时。

3. 心理治疗的目的主要是让患者改变认知，要让患者认识到其所面临的心理社会因素与疾病的关系，同时针对患者对心理社会因素的应对能力进行训练，促进其发展成熟的应对方式；要将分离症状与神经系统功能相联系，同时展示没有神经系统结构损伤的证据，也就是让患者认识到分离症状与功能障碍的联系，也认识到功能康复训练可以促进症状康复；同时鼓励患者改变行为方式，尽可能开始力所能及的正常生活行为，给予其生活和心理的支持。

4. 暗示治疗对患者分离性神经症状有较好的疗效，一般常用为觉醒时暗示（也称直接暗示）。进行觉醒时暗示治疗的注意事项：①医师向患者说明检查的结果，用简短、明确的言语向患者介绍他的病情。②在治疗中要注意激发患者对治疗结局产生期望和信心。③配合适当理疗、针刺或按摩，以取得良好效果。④可以使用语言强化，使患者相信在治疗的帮助下，失去的功能正在恢复、最终可以完全康复。⑤对患者伴随的其他症状如失眠、抑郁、焦虑等，可用精神药物给予对症治疗。

参考文献

1. 郝凤仪, 张道龙. 分离转化障碍的核心特征与治疗. 四川精神卫生, 2018, 31 (2): 163-165.

2. 郝伟, 陆林. 精神病学. 8 版. 北京: 人民卫生出版社, 2018: 156-157.

（高　红　任夏瑾　田　峰　郝明霞）

笔记

022
创伤后应激障碍
——挥之不去的噩梦

病历摘要

患者，女，20岁。主因"情绪低落、害怕、噩梦3年余"入院。

[现病史] 2016年患者因学校事件（物理老师性骚扰）后感到紧张害怕，当时并未与他人诉说，后渐渐每日大部分时间情绪低落、高兴不起来，常莫名心烦、不想上学，兴趣下降、什么事情都不想做，感觉未来没有希望，常发呆、上课常不断回忆曾经发生在自己身上事情，所有学习科目都注意力不能集中、记忆力变差，因而自卑、自责、后悔去上该所高中；不敢与异性同学说话、交流，常做奇怪噩梦、紧张、害怕、窒息感。

半年前自己宠物死掉后，感十分难过，出现胸憋、窒息感、濒死感，半夜常做噩梦，梦到死去的母亲要带走自己、母亲要自

123

已看着她死去；悲观厌世，曾喝药（藿香正气水 1 盒和头孢类药物 3 盒）自杀、割手指，"看到血感到心里安全"，常晕倒，回到家中晕倒次数增加，渐渐晕倒次数增加，不能继续上学。

近 1 个月上述症状加重，情绪低落、害怕明显加重，常有自杀冲动，伴躯体不适、头晕，不思饮食、进食量减少、仅吃冷的食物、吃热的食物感恶心。就诊于当地某院，服中药调整后，食欲月经及情绪较前好转。为求进一步治疗入住我科。患者自发病以来，精神、睡眠差，食欲一般，大小便正常。存在自杀、自伤行为及冲动。

[既往史]　既往体健，否认高血压、糖尿病史。否认肝炎、结核等传染病史，否认手术、外伤及输血史，否认食物过敏史。无有害及放射物接触史。

[个人史]　生于原籍，现居于某市，未到过疫区。胞二行一，母孕期体健，否认感染、发热史，否认服药史。足月顺产，否认产伤窒息史。幼年生长发育与正常同龄人相同。患者 11 岁时母亲自杀，后偶感母亲在身边、窗外有人，感害怕，偶能夜间听到"阴森的声音"，后未经诊治上述症状消失。母亲去世后，父亲外出打工，跟随姑姑生活。目前大学本科在读，不与异性说话、交流，不能正常沟通。患者平素性格外向，要强、爱面子、爱操心，朋友多。兴趣爱好一般，无宗教信仰。无烟、酒、药物等嗜好，无冶游史。

[月经及生育史]　初潮年龄 14 岁，7 天 /40 ～ 60 天，经量中等，无痛经史，白带正常。未婚未育，无绝育。

[家族史]　母亲（双相情感障碍？）服药自杀去世。

[相关检查及评估]

　　体格检查：体温 35.5 ℃，脉搏 98 次 / 分，呼吸 20 次 / 分，

血压 110/77 mmHg，身高 163 cm，体重 51.5 kg，心肺腹未见明显异常。

神经系统检查： 颅神经症（－），双侧感觉对称，生理反射存在，病理反射未引出。

精神状况检查： 患者由家属陪同步入病房，衣着适时整齐，年貌相符，意识清晰，时间、地点、人物及自我定向力完整，衣着整洁，接触主动，表情忧虑，谈话时注意力不集中，对答切题，语量少，语速慢，语调低平。目前未引出幻觉、妄想等。情感波动不明显。未引出情感倒错、情感幼稚。情感反应与周围环境协调，与内心体验协调；意志减退，存在自伤、自杀观念及行为；记忆力、计算力、理解力正常。常识具备。记忆力减退；入睡尚可，睡眠轻浅，梦多、多为事件相关梦境反复出现，早醒，食欲差，大小便正常，自知力完整，认为自己确实有情绪方面的问题，积极接受治疗。

辅助检查： 界限性 EEG。

量表评估： ① HAMD-17 得 25 分。② HAMA 得 28 分。③ SDS 得 63.75 分。④ SAS 得 75 分。⑤ CGI 得 5 分，重度有病。⑥ SCL-90 得 347 分。⑦ EPQ（成人）P 评分得 6 分，L 评分得 14 分，E 评分得 6 分，N 评分得 24 分。

［入院诊断］　创伤后应激障碍（post-traumatic stress disorder, PTSD）。

［治疗方案］　综合个体化治疗：以抗抑郁药物治疗、心理治疗为主，配合物理治疗。①药物治疗：西酞普兰 40 mg，1 次 / 日；曲唑酮 50 mg，1 次 / 晚。②心理治疗：认知行为治疗或催眠治疗，2 次 / 周；团体治疗，2 次 / 周；工娱治疗，1 次 / 日。③物理治疗：重复经颅磁刺激治疗，1 次 / 日。

病例分析

PTSD 是指个体在遭到严重的威胁、出现灾难性心理创伤，导致个体延迟出现并长期持续存在的一种精神障碍。其中异乎寻常的创伤性事件是本病发生的直接原因。在日常生活中，超出意料的事件均可以称为创伤事件，即事件具有极大的不可预期性。如考试失败、失业等。但创伤性体验应具备：①对未来及情绪带来创伤性影响；②对躯体／生命产生极大的伤害或威胁。创伤事件不是 PTSD 发生的充分条件，但是必要条件。PTSD 的发生还与社会因素、心理因素和生物学因素均有关，如患者的既往精神障碍史、家族史、儿童期创伤、性格、生长环境、躯体健康状况、周围的支持程度等有关。该病的发病率报道不一致，但男性比女性发病率低。

PTSD 的核心症状有 4 组，即侵入性症状群、持续性回避、认知和心境的负性改变、警觉性增高症状。①侵入性症状群（不断闯入性回忆）：症状主要表现为患者的脑海中反复、控制不住地反复出现创伤事件是重新体验。有时触景生情，有时似乎身临其境，感觉创伤性事件好像又再一次发生一样。有时甚至在梦中也出现相关的场景及相似体验。②持续性回避：表现为患者长期或持续性地对创伤经历有关的事件或情境主动回避，回避创伤的地点或与创伤有关的人、事、物、情景，有些患者甚至出现选择性遗忘，无法回忆起与创伤有关的事件及细节，并出现与他人疏远而不亲近的状态。③认知和心境的负性改变：对创伤的结果和原因出现持续的歪曲认知，责备自己或他人，不信任别人，世界是危险的等负面的情绪状态。对重要活动失去兴趣。④警觉性增高症状：主要表现为过度的警觉、惊跳反应增强，有时出现注意力不集中，易激惹、焦虑，有时出现睡眠障碍。

PTSD 目前尚无特异性实验室检查，诊断主要依靠病史及症状表现。该患者存在有严重的创伤事件（被老师性骚扰）。症状表现为：①不断出现侵入性回忆，脑海里不断出现曾经发生在自己身上事情，并常做噩梦；②出现回避症状，不敢与异性同学说话、交流；③自卑、自责、后悔去上该所高中等负性心境的变化；④烦躁、记忆力变差、注意力不能集中，躯体不适、睡眠等症状较为明显。同时焦虑及抑郁量表也体现出患者目前处于较严重的焦虑抑郁状态。故 PTSD 诊断明确。该患者精神障碍的发生与患者的经历有关，在个人史中我们了解到患者 11 岁时母亲自杀，父亲在外打工，与姑姑一起生活，安全感比较缺乏。所以在遇到一些与生命及个人安危相关事件后，症状较易出现。

治疗方面：药物治疗首选治疗 SSRIs 类药物，其疗效和安全性好，不良反应轻，为 PTSD 的一线用药。而心理治疗对于缓解患者的症状效果明显。所以 2 种治疗应联合使用。重复经颅磁刺激治疗通过对脑部的刺激改善患者的症状也起到重要的作用。目前的循证医学证明，根治 PTSD 最为有效的方法是心理治疗，常用于 PTSD 的心理治疗包括认知行为治疗、精神分析疗法、催眠治疗、眼动脱敏再加工等。该患者生活中的创伤事件较多，早年母亲自杀，父亲外出打工，有明显的丧失感、孤独感及不安全感，上中学后宠物是其唯一的陪伴，之后宠物的死亡是患者的安全感再次遭到破坏，患者还未走出丧失阴影，而再次被抛到安全的风口浪尖。所以一系列的创伤事件导致创伤心理，在治疗中重建患者的安全感是十分必要且重要的。同时需要纠正患者的不良认知，并激发其改变的动力。

由于该病的迁延和反复发作的特性使其成为临床症状最严重、预后最差的应激相关障碍。其自杀率是普通人群的 6 倍。故早期及时干预和治疗对预后起到非常大的作用。

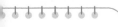
病例点评

1. PTSD 患者几乎都存在高度警觉状态，可表现为噩梦。该患者噩梦表现明显，可以嘱患者记录梦境内容，尝试用精神分析法的释梦来做心理治疗。精神分析法的一个重要特色就是对梦的分析和利用。弗洛伊德认为"梦是做梦者潜意识冲突欲望的象征""是潜意识冲突的表现"。治疗者可以让患者对梦的内容自由联想，发现梦中象征的真实含义，从而理解自己的潜意识冲突、症结及被压抑的愿望。

2. 在诊断上，该患者需要考虑是否共病抑郁的诊断。根据《中国抑郁障碍防治指南》，抑郁的核心症状通常有心境低落、兴趣丧失、精力减退。常见的其他症状是注意力减退、自信降低、自罪和无价值感、认为前途暗淡悲观、自伤或自杀的观念或行为、睡眠障碍、食欲下降。重度抑郁的患者常有明显的激越或迟滞。如激越或迟滞的症状明显，上述表现可不突出。重度抑郁可引起自杀，往往伴随躯体症状。病程通常为 2 周，但如果症状极为严重或者起病急骤，即使病程图。

3. 患者个人史显示，在患者 11 岁时，母亲自杀后，曾经偶然感觉到母亲在身边、窗外有人、感害怕，偶能夜间听到"阴森的声音"，后未经诊治上述消失。要提醒患者如再次出现类似症状及时就诊。考虑到患者母亲可能为双相障碍，家族遗传因素对该患者的影响可能较大，以致影响预后，需要密切观察患者病情的变化，及时复诊。

4. PTSD 发病的机制是过度或持续的精神应激演变为精神创伤，从而导致疾病。精神应激指机体应付困难处境时的一种基础状态。这种状态的发生一般与 3 个因素有关。一是应激源，二是个体易感素质，三是支持系统的保护作用。该患者先后经历了丧母、性骚扰、失去宠物等应激事件，长期处于应激状态中，产生了精神创伤，最终导致了创伤后应激障碍。

5. 该病例中没有涉及关于 PTSD 的评估工具。临床工作中，医师除了根据临床经验进行评估外，最好同时使用具有敏感性和特异性的标准化检查手段，如定式诊断访谈、自评量表或问卷和心理生理检测等，以利于提高评估的准确性，以及对疾病严重程度的变迁做出标准化监测。常用的几个评估工具有：①定式诊断访谈，临床用 PTSD 诊断量表（Clinician Administered PTSD Scale，CAPS）、DSM- Ⅳ 定式临床访谈（Structured Clinical Interview for DSM，SCID-P）。②自评问卷，事件影响量表（Impact of Event Scale-Revised，IES-R）、PTSD 清 单（PTSD checklist，PCL-17）、Keane 创伤后应激障碍量表（Keane PTSD scales of the MMPI-2）、创伤后诊断量表（Post-traumatic Stress Diagnostic Scale，PDS）、应激事件问卷（Distressing Events Questionnaire，DEQ）。③心理生理评定方法，生理评估包括自主活动指数，如心率、血压、皮电反应等，以及通过记录面部肌肉活动反应的负性情感表达。

参考文献

1. 姚树娇，杨彦春 . 医学心理学 . 6 版 . 北京：人民卫生出版社，2013：206.

2. 江开达 . 精神病学 . 3 版 . 北京：人民卫生出版社，2015：363.

3. 杨德森，刘协和，许又新 . 湘雅精神医学 . 北京：科学出版社，2015：215-241.

4. 郝伟，陆林 . 精神病学 . 8 版 . 北京：人民卫生出版社，2018.

（雷 蕾 高 红 田 峰 武 丽）

023
非器质性失眠
——彻夜难眠的老人

📋 病历摘要

患者，男，63 岁。主因"睡眠差 30 余年，加重 3 月余"入院。

[现病史] 患者 20 年前因长期值夜班，昼夜颠倒，逐渐出现睡眠差，主要表现为入睡困难，需要 2 ～ 3 小时方可勉强入睡。情绪尚可，但出现担心夜间入睡困难的心理。就诊于当地门诊，考虑为失眠，给予安定（地西泮片）2.5 mg 口服，患者服药后觉睡眠增多，但第 2 天昏昏沉沉，遂自行减量为 1.25 mg，睡眠质量稍有改善，逐渐改为间断服药。后患者睡眠时好时坏，遇到不开心或激动的事情容易出现入睡困难，平静时夜间睡眠时间可达 6 ～ 8 小时。曾服用中药调理 1 年，睡眠稍有改善，仍间断服用地西泮。白天整体情况可，睡不好时有些急躁，睡好时情绪好，可以坚持工作，但工作效率有所下降。退休后可帮助照顾子女。

3 个月前因小事与邻居发生争执，入睡困难明显加重，入睡前担心夜间无法入睡，常晚饭后就卧床睡觉，需 3 ～ 4 小时方可勉强入睡，有时整晚都无法入睡。白天脾气大，常因小事与家属争执。服用地西泮 2.5 mg 效果差，服用地西泮 5 mg 勉强入睡后，第 2 天晨起宿醉感强烈，自诉头晕脑涨。为求进一步诊治，入住我科。

[既往史]　既往体健，否认重大躯体疾病史。无有害及放射物接触史。

[个人史]　生于原籍，现居于某市，未到过疫区。胞四行一，母孕期体健，否认感染、发热史，否认服药史。足月顺产，否认产伤窒息史。幼年生长发育与正常同龄人相同。自幼跟随父母及兄弟姐妹一起生活，父母教养方式简单。患者正常上学，中专文化，在工厂从事技术工作，工作能力可，目前已退休多年。22 岁经人介绍后结婚，夫妻感情好，育有 2 子 2 女。病前性格内向，爱操心。否认特殊兴趣爱好，否认其他精神活性物质滥用史。无烟、酒、药物等嗜好，无冶游史。

[家族史]　父亲 40 年前因心脏病去世，母亲 30 年前因呼吸系统疾病去世。兄弟姐妹及子女均体健，无与患者类似疾病，无家族遗传倾向的疾病。

[相关检查及评估]

体格检查：未见异常。

精神状况检查：患者由家属陪同步入病房，仪态整洁，衣着得体。接触合作，注意力集中，对答切题，言语表达流畅、有序。表情略有急躁，存在眼神交流。情感反应协调，情绪焦虑，担心夜间失眠，认为睡得好心情就好，睡不好则心情很差。感知觉正常，未引出幻听、幻视等幻觉，未引出感知障碍。思维联想速度正常，思维内容未见妄想内容。智能正常，智力水平与受教育背景相符。自知力存在，主动求治。

量表评估：① HAMD 得 6 分，不存在抑郁。② HAMA 得 13 分，可能存在焦虑。

［入院诊断］ 非器质性失眠。

［治疗方案］ 进行睡眠健康教育，给予心理疏导，改善入睡困难及对睡眠的过分焦虑。①药物治疗：右佐匹克隆 1.5 ～ 3.0 mg，睡前服用；曲唑酮 50 mg，1 次 / 晚。②物理治疗：重复经颅磁刺激治疗，1 次 / 日。③心理治疗：进行睡眠卫生宣教，进行放松训练。

病例分析

人一生中的时间大约 1/3 都在睡眠中度过，睡眠与觉醒功能调节脑的基本功能之一，在 ICD-10 第五章《精神与行为障碍》分类中，仅包括情绪因素为原发病因的睡眠障碍，即非器质性睡眠障碍，非器质性失眠是非器质性睡眠障碍的一种。在 ICD-11 中，睡眠 - 觉醒障碍为独立的一章。

失眠（insomnia disorders）是以频繁并持续出现的入睡困难或睡眠维持困难，并且导致患者对睡眠的满意度不足为特征的睡眠障碍，对社会功能造成影响，是最常见的睡眠障碍。临床表现为：入睡困难，中老年人入睡时间大于 30 分钟；睡眠维持困难，夜间醒后再次难以入睡，早醒，睡眠不足；睡眠质量差，包括睡眠不踏实、睡眠表浅等。几种情况可以单独存在，通常是并存的，而且可以相互转变。患者常恐惧失眠和失眠所致的后果，常过度担心，引起焦虑不安，失眠—担心—焦虑—失眠，循环往复，久治不愈。紊乱的睡眠每周至少出现 3 次，并持续 1 个月以上。苦恼于不满意的睡眠量或质，或影响了工作效率及社会功能。

失眠可以是独立存在的疾病，也可以与其他疾病共同存在，或是作为其他疾病的症状表现之一。如果某些疾病是引起睡眠问题的唯一原因，则不诊断为睡眠障碍。如果失眠与这些疾病或疾病经治疗显著缓解的时候，失眠依然存在，则为共病性失眠。如果没有其他疾病，并且失眠也不能以另一种睡眠疾病解释，则作为独立的睡眠障碍诊断。

该患者存在入睡困难，担心睡眠状况，工作效率有所下降，时间较长，天天存在。睡眠与情绪波动相关。且经相关检查（需提供各项检查结果），排除器质性疾病。患者虽有烦躁，但为担心睡眠问题的继发症状，且在精神检查中未见明显的焦虑及抑郁情绪，此次入院的焦虑抑郁量表分值均较低，故排除其他精神疾病所致睡眠问题，所以非器质性失眠诊断是成立的。

该类疾病治疗目的为改善睡眠质量，使总睡眠时间大于 6 小时，睡眠效率达 80% ～ 85%，建立床与睡眠间良性而明确的关系，改善睡眠相关的心理障碍，改善睡眠相关日间损害。治疗包括药物治疗与非药物治疗。睡眠的非药物治疗包括心理治疗和补充替代性治疗。心理治疗中的行为治疗（包括睡眠卫生教育、刺激控制疗法、睡眠限制疗法）。替代补充疗法，如物理治疗、锻炼、身心干预等。药物治疗需要个体化，间断、适量给药，疗程一般不超过 4 周。动态评估，合理撤药，特殊人群不易给药等。

美国睡眠医学指出，对于睡眠障碍的患者的给药推荐顺序为：短中效的 BZDs 和非苯二氮䓬类（no-BZDs，NBZDs），或褪黑素受体激动剂；其他 BZDs 和 NBZDs，或褪黑素受体激动剂；

具有镇静作用的抗抑郁药；抗精神病药物，仅适用于某些特殊情况和人群。巴比妥类药物及水合氯醛不推荐；非处方用药中组胺药物用于患者的自我处理。

治疗上使用了药物治疗＋物理治疗＋心理治疗的方法。因患者年龄较大，故药物以短效 NBZDs 右佐匹克隆配以小剂量曲唑酮为主。物理治疗采用经颅磁刺激，由磁场产生诱发电位，引起脑皮质靶点神经元去极化辅助。

睡眠障碍与多种因素相关，除了进行正确的诊疗外，健康宣教及心理治疗非常重要。在心理治疗中，睡眠健康教育，对改善入睡困难及对睡眠的过分担心和焦虑有非常好的效果。同时需要给予患者同理及情感支持，理解因睡眠带来的对生活状况及精力的影响。之后主要以放松训练为主，如呼吸放松、肌肉放松、冥想等，教会患者的自如地放松身心，减缓紧张程度，打断心理与生理的恶性循环，使睡眠中枢的正常功能恢复作用，以利于轻松入睡。再有，进行适当的认知行为治疗，改善患者的不良认知及面对问题的思考及处理方式对巩固治疗效果尤为重要。

病例点评

1. 本病例描述引发和促进失眠的因素不详尽，临床中常见的致病因素还包括：①心理社会因素，如生活和工作中的各种不愉快事件。②环境因素，如环境嘈杂、不适光照、过冷过热、空气污浊、居住拥挤或突然改变睡眠环境等。③生理因素，如饥饿、过饱、疲劳、性兴奋等。④精神疾病因素，如焦虑与抑郁障碍时。⑤药物与食物因素，如咖啡因、茶碱、甲状腺素、皮质激素、抗震颤麻痹药，中枢兴奋剂等的使用时间不当或过量，药物依赖戒断时或药物不良反应发生时等。⑥睡眠节律变化因素，如夜班和白班频繁变动等。⑦躯体疾病因素。⑧生活行为因素，如日间休息过多、睡前运动过多、抽烟等。⑨个性特征因素，如过于紧张、焦虑、强迫的人格特征。

2. 为更加明确诊断出非器质性睡眠障碍，我们可以运用更多的辅助诊断方法。①多导睡眠描记监测（polysomnography，PSG），对睡眠最清晰、最全面的描绘只能通过 PSG 获得。PSG 可以在整夜睡眠过程中，根据需要连续并同步的监测与记录多项生理指标。②进行有关睡眠心理量表的评估，如匹兹堡大学精神科医师 Buysse 博士编制的匹兹堡睡眠指数（Pittsburgh Sleep Quality Index，PSQI），已经成为睡眠质量的评估的一个重要工具。③睡眠日记，使用简单，可以了解患者每周睡眠模式的情况，获得患者睡眠问题的性质、频率、强度等方面的信息，以及夜间睡眠的变化情况和使睡眠障碍持续存在的因素，如有无午睡、是否服药、是否与躯体不适有关。

3. 在失眠的治疗中应该注意以下几个方面。

3.1　睡眠卫生教育。通过对睡眠习惯和睡眠卫生知识的指导，减少或排除干扰睡眠的各种情况，以改善睡眠质量。如避免频繁打盹，尤其是在傍晚或睡前；午睡不超过半小时并在下午一点半前完成午睡；避免长时间卧床；床上不进行非睡眠相关活动；保持规律的就寝和起床时间；日间尤其是下午或晚间避免饮用茶、咖啡等兴奋性物质；临近就寝时避免烟酒及饱餐；临近就寝时避免从事兴奋性活动及妨碍睡眠的精神活动；睡前 3 小时避免剧烈的锻炼；睡眠中醒来不看钟表；调整卧室环境等。推荐与其他策略联合使用。

3.2　刺激控制疗法。基于条件反射原理，指导患者建立正

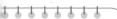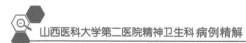

确的睡眠与床及卧室环境间的反射联系，建立稳定的睡眠觉醒规律。具体包括需要告知患者的 6 条指令：①只有感到瞌睡时才上床；②不在床上进行除睡眠和性生活以外的其他事情；③躺床 20 分钟（仅凭感觉估计而非看表计时）不能入睡，则起床离开卧室进行放松活动，直至瞌睡时再上床；④若再上床后还不能入睡则重复该步骤，若有必要可整夜重复该步骤；⑤无论夜间睡了多久每天定时起床；⑥避免日间打盹。

3.3 睡眠限制疗法。减少夜间卧床觉醒时间，同时禁止日间打盹，使卧床时间尽量接近实际睡眠时间。当睡眠效率超过 90% 时（可通过睡眠日记获得），可增加卧床时间 15 ～ 30 分钟，进而增加睡眠时间。

3.4 放松训练。使用放松疗法进行身心干预是治疗失眠的重要方法之一。常用的放松疗法有音乐放松疗法，生物电反馈放松训练，渐进性放松疗法等。单用放松疗法或非药物治疗结合放松疗法对非器质性失眠，心因性失眠，慢性躯体疾病所致失眠等都有较好效果。

参考文献

1. 郝伟，陆林. 精神病学. 8 版. 北京：人民卫生出版社，2018：195-199.

2. 赵郝锐. 睡眠障碍的诊断标准与方法. 井冈山医专学报，2009，16（2）：13-14.

3. 赵丹，陈驰. 放松疗法治疗失眠症的研究进展. 中国疗养医学，2014，23（7）：587-590.

4. 魏境，唐宏宇. 综合医院精神卫生服务基本技能. 北京：中华医学电子音像出版社，2014.

（任夏瑾 高 红 田 峰 郝明霞）

024
神经性厌食
——"瘦骨嶙峋"的女孩

📋 病历摘要

患者，女，24岁。主因"刻意节食、体重明显下降伴闭经2年余"入院。

[现病史]　患者2年前与男友分手后，对身材不满意，认为自己太胖（身高165 cm，体重52 kg），开始控制饮食，对食物种类较为挑剔，晚餐不食主食，进食量减少，半年后体重减轻5 kg。1年前考上研究生后，因不适新环境，逐渐出现情绪差，高兴不起来，感觉不能融入周围环境，食欲差、食量少，半年体重减轻10 kg。睡眠浅，对声音敏感，易被惊醒。4个月前就诊于北京某医院，门诊诊断为焦虑抑郁状态，给予帕罗西汀20 mg、1次/日改善情绪，服药后情绪较前有所改善。1个月前寒假回家，情绪较前明显改善，但对食物较为挑剔，拒绝食用油腻食物及除鱼肉以外

137

的肉类，拒绝食用油炸、膨化食品等自认为的垃圾食品，拒绝喝饮料。患者有藏食物、剩余食物等行为。目前体重为 33.6 kg，已停经 2 年余。现为求进一步诊治，入住我科。自发病以来，患者精神可，食欲差，睡眠佳，二便正常。

[既往史] 闭经 2 年余，一直未来潮，余无特殊。无有害物及放射物接触史。

[个人史] 生于原籍，现居于某市，未到过疫区。独生女，母孕期体健，无感染、发热史，无服药史。父母离异，与父亲一起生活。目前为学生，学习成绩好，高考成绩优秀，大学为 985 高校，考研成绩优秀。病前性格要强、追求完美，以瘦为美，自律性高，对自己要求非常严格。无烟、酒、药物等嗜好。

[月经及生育史] 初潮年龄 12 岁，4～5 天 /30 天，停经 2 年余。未婚未育，无绝育。

[家族史] 父母健在，无与患者类似疾病，无家族遗传倾向性疾病。

[相关检查及评估]

体格检查：未见明显异常。

精神状况检查：患者由家属陪同步入病房，衣着适时整齐，年貌相符，表情愁苦。语音、语量、语速正常。神清，接触可，注意力集中，对答切题。定向力完整。未引出感觉障碍；未引出知觉障碍及感知综合障碍。可引出明显的体象障碍：尽管实际体重已经很低，但仍认为自己很胖。未引出思维联想及内容障碍。可引出情感性质的改变：情绪低落，闷闷不乐。未引出明显的情感波动。未引出情感倒错、情感幼稚。意志行为无明显减退。记忆力、计算力、理解力正常。常识具备。自知力完整。

量表评估：① SDS 得 36.25 分。② SAS 得 40 分。③大五人格问卷，其中适应性 48 分，社交性 43 分，开放性 47 分，利他性 47 分，道德感 55 分。

［治疗方案］　以药物治疗为主，配合心理治疗及物理治疗。①药物治疗：谷氨酰胺颗粒剂 1 g/ 次，3 次 / 日；猴头菌提取物颗粒 1 袋 / 次，3 次 / 日；双歧杆菌三联活菌胶囊 420 mg/ 次，3 次 / 日；米氮平 10 mg，1 次 / 晚；叶酸片 5 mg，1 次 / 日；舍曲林片 25 mg，1 次 / 日。②心理治疗：认知行为治疗，2 次 / 周。③物理治疗：重复经颅磁刺激治疗，1 次 / 日。

病历分析

1. 概述。神经性厌食（anorexia nervosa，AN）指个体通过节食等手段，故意导致并维持体重明显低于正常标准的一种进食障碍，属于精神疾病中"与心理因素相关的生理障碍"的部分。主要表现为以强烈的害怕体重增加及变胖为特点的对体重和体型的极度关注，常采取过度运动、引吐、导泻等方法来减轻体重，盲目追求身材苗条，体重显著减轻，常引起营养不良、内分泌和代谢紊乱，在女性则会出现闭经现象。严重的患者可因为并发症、多器官功能衰竭、继发感染、自杀等。

AN 的发病年龄及性别特征国内外相仿。主要见于 13 ～ 20 岁的年轻女性，其发病的 2 个高峰为 13 ～ 14 岁和 17 ～ 18 岁或 20 岁，30 岁后发病者少见，围绝经期女性偶可罹及；AN 患者中男性仅有 5% ～ 10%，男女比例为 1∶10。在欧美，女性 AN 的终生患病率为 0.5% ～ 3.7%；AN 的年发病率为 3.70‰～ 4.06‰。AN 在高社会阶层中比低社会阶层中更普遍，发达国家高于发展中国家，城市高于农村。其病因可能与生物学因素、心理因素及社会文化因素相关。该类患者常为内向、敏感、缺乏自信、自我评价低，伴有较低的自尊，具有追求完美、刻板、强迫、容易冲

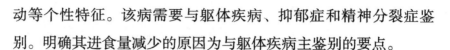

动等个性特征。该病需要与躯体疾病、抑郁症和精神分裂症鉴别。明确其进食量减少的原因为与躯体疾病主鉴别的要点。

心理动力学认为，患者在遇到事情的时候，由于不知道怎么直接处理痛苦感受，感到没有能力，没有办法控制自己的生活或环境及处境，于是便利用控制能量的摄入来寻求力量控制自己，其认为如果自己能够控制自己的饮食，就能控制自己的世界；如果能够拥有一个完美的身材，就可能拥有完美的生活。

2. 治疗。多种方式联合应用是治疗该病的最佳手段。治疗一般分位 2 个阶段，一是恢复体重，挽救生命；二是改善心理功能，预防复发。所以治疗上首先应该纠正的是营养不良，再同时或稍后进行心理治疗和药物治疗。

药物主要采用躯体治疗的相关药物及抗抑郁药、抗焦虑药和小剂量的抗精神病药物来改善患者的焦虑抑郁情绪、强迫及体像障碍。抗抑郁药通过改善患者的情绪来间接改善行为。本案例中使用谷氨酰胺颗粒剂、猴头菌提取物颗粒、双歧杆菌三联活菌胶囊予改善患者的胃肠道功能。但抗抑郁药物使用剂量较低，应该逐渐加至治疗剂量。因患者存在明显的体像障碍，故可加用小剂量的抗精神病药物以改善认知。

心理治疗包括健康教育，使患者充分意识到拒食的危害，取得患者的信任和充分合作，提高治疗的依从性。并使用支持性心理治疗，帮助患者及家属正确认识疾病，建立信心，家里良好的医患关系。同时给予认知行为治疗，纠正患者的不良及错误认知，进行认知重建。使异常心理症状的消失或缓解，自主感得到增强，内省力不断发展，以现实为基础的自尊心增强，认识并处理情绪的能力不断改善，自我能力及自我的协调性增加。对于厌食症的患者来讲，家庭治疗十分重要，其目的不仅是改变患者本身，更重要的是改变家庭的功能系统，重建情感系统及权利系统。改变家庭模式，调整冲突的解决能力。

病例点评

1. 该病的病因至今仍不清楚，可能与生物学因素、心理因素及社会文化因素为主要病因。家族聚集性及同卵双生的同病率较高提示遗传因素对该病有着重大的影响。增高的 5-HT 活性可能是神经性厌食发病的病理生理机制。同时神经性厌食的患者基础瘦素水平较低。而心理因素与生活事件与处境、人格特征、应对方式及经历等相关，其核心要素是对控制的需求通过控制饮食来表达。且在该病患者的家庭常有较多的纠纷，关系紧张，溺爱，专制、固执、回避等特征。神经性厌食具有强烈的文化色彩，以"瘦"作为社会的时尚，女性常以身材苗条纤细作为自信和成功的代表。

2. 神经性厌食诊断要点：患者故意节制饮食导致的体重明显低于标准体重的 15% 或体质指数＜ 17.5。其核心的心理特征是特有的关于体型和体重的超价观念。患者和对自己的体像的认知是歪曲的，即使体重过低，骨瘦如柴，仍然认为自己很长胖，害怕体重增加，于是采取各种方法来减轻体重。导致了神经内分泌的改变，女性出现月经紊乱或闭经，会导致患者营养不良及代谢紊乱等各种生理功能的改变，甚至危及生命导致死亡，同时可出现各种精神症状。可有间歇发作的暴饮暴食。

3. 神经性厌食表现为食量减少，故应与器质性疾病所致的饮食下降相鉴别。在该病的表现中，可出现情绪的问题，应与抑郁发作进鉴别，两者都具有情感的低落，思维迟滞、意志活动减退，自卑、自责，睡眠障碍等，但抑郁症患者没有对体重的过分恐惧是两者的鉴别要点。

4.关于治疗：该病比较麻烦的是患者追求瘦身，所以不认为自己有病，不会主动配合治疗。治疗的关键是医患关系的建立。克服内心的抵触，取得合作而主动接受治疗。①因长期节制饮食，导致生理状况有所改变，故首要的治疗是纠正营养不良等躯体异常，并制订合理饮食计划，逐步恢复身体健康，患者的体重增加应循序渐进，以每周1kg为宜。②其次，心理治疗在该病的治疗过程中起到非常大的作用。不仅需要心理健康教育，使患者认识到拒食所导致的躯体损害，更重要的是进行支持性心理治疗及认知行为治疗，对不良认知进行重建；同时家庭治疗也非常重要，因为孩子在家庭环境中长大，孩子的症状在一定程度上反映了家庭功能的失调，所以需要整个家庭成员对其各自的功能进行重新调整。③关于药物治疗，临床常用抗抑郁、抗焦虑和小剂量抗精神病药物，对部分神经性厌食有部分疗效。④重复经颅磁刺激治疗，对患者的情绪及不良认知均有协助恢复作用。

5.该病常为慢性迁延性，可周期性的缓解和复发。常有持久的营养不良和消瘦。50%患者效果良好，20%反复发作，25%迁延不愈，5%～10%死于营养不良或并发症。

参考文献

1.郝伟，陆林.精神病学.8版.北京：人民卫生出版社，2018.

2.郝伟，于欣.精神病学.7版.北京：人民卫生出版社，2013.

3.袁勇贵，唐勇.精神科门急诊手册.南京：江苏科学技术出版社，2006.

4.南希·麦克威廉斯.精神分析案例解析.钟慧，译.北京：中国轻工业出版社，2004.

（高　红）